Mouge

1ᵉʳ CONGRÈS FRANÇAIS
DE CLIMATOTHÉRAPIE ET D'HYGIÈNE URBAINE
AVRIL 1904

Influence du Climat Méditerranéen
SUR LA TUBERCULOSE ET LES TUBERCULEUX

CURE FERMÉE

ÉTABLISSEMENTS D'ASSISTANCE
POUR SCROFULEUX
ET TUBERCULEUX PULMONAIRES
INDIGENTS

RAPPORT
PRÉSENTÉ PAR

Le Docteur E. VIDAL d'Hyères
Correspondant national de l'Académie de Médecine

RAPPORTEUR

LE FONCTIONNEMENT DE L'ŒUVRE DE VILLEPINTE
ARTICLE DE MADAME FIEDLER
paru dans le numéro du CORRESPONDANT *en date du 10 janvier 1904.*

PARIS
IMPRIMERIE ET LIBRAIRIE CENTRALES DES CHEMINS DE FER
IMPRIMERIE CHAIX
SOCIÉTÉ ANONYME AU CAPITAL DE TROIS MILLIONS
Rue Bergère, 20
1904

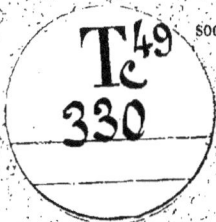

1er CONGRÈS FRANÇAIS
DE CLIMATOTHÉRAPIE ET D'HYGIÈNE URBAINE
AVRIL 1904

Influence du Climat Méditerranéen
SUR LA TUBERCULOSE ET LES TUBERCULEUX

CURE FERMÉE

ÉTABLISSEMENTS D'ASSISTANCE
POUR SCROFULEUX
ET TUBERCULEUX PULMONAIRES
INDIGENTS

RAPPORT

PRÉSENTÉ PAR

Le Docteur E. VIDAL d'Hyères
Correspondant national de l'Académie de Médecine

RAPPORTEUR

LE FONCTIONNEMENT DE L'ŒUVRE DE VILLEPINTE
ARTICLE DE MADAME FIEDLER
paru dans le numéro du CORRESPONDANT en date du 10 janvier 1904.

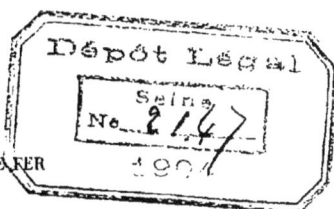

PARIS
IMPRIMERIE ET LIBRAIRIE CENTRALES DES CHEMINS DE FER
IMPRIMERIE CHAIX
SOCIÉTÉ ANONYME AU CAPITAL DE TROIS MILLIONS
Rue Bergère, 20
1904

ÉTABLISSEMENTS D'ASSISTANCE

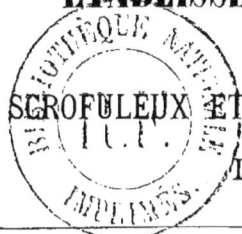

POUR

SCROFULEUX ET TUBERCULEUX PULMONAIRES INDIGENTS

Avant d'entrer en matière, il est, croyons-nous, nécessaire de rappeler les termes de la question qui nous a été dévolue, et de faire observer que nous devons nous occuper spécialement de la cure fermée des indigents, tuberculeux pulmonaires ou scrofuleux, dans les établissements d'assistance qui se trouvent échelonnés sur la rive française de la Méditerranée.

Tout restreint qu'il puisse paraître, ce cadre est encore assez vaste pour comporter des développements qui ne pourraient trouver leur place dans un aussi modeste rapport ; aussi nous contenterons-nous d'en indiquer les lignes essentielles, en nous appuyant sur les exemples que nous avons sous les yeux.

Nous nous occuperons en premier lieu de la tuberculose pulmonaire, et ensuite de la scrofulose.

E. V.

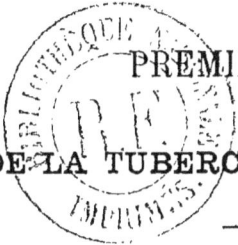

PREMIÈRE PARTIE

DE LA TUBERCULOSE PULMONAIRE

Chez toutes les nations civilisées, la question de la lutte contre la tuberculose pulmonaire est maintenant à l'ordre du jour ; les sociétés savantes en recherchent activement la meilleure solution, et les Gouvernements, enfin convaincus que cette maladie doit être considérée comme un péril social, se disposent à la combattre énergiquement, car il s'agit de préserver l'espèce humaine du plus grand danger dont elle ait été menacée jusqu'à ce jour.

Qui donc oserait aujourd'hui mettre en doute l'augmentation si rapide du nombre des cas de tuberculose pulmonaire ? Qui donc oserait affirmer qu'elle ne continuerait pas à suivre une marche fatalement ascendante, si l'on négligeait plus longtemps d'imposer les mesures hygiéniques les plus rigoureuses pour mettre obstacle à sa propagation.

Cette absence à peu près absolue de précautions était autrefois excusable, parce qu'on ignorait la cause de la tuberculose et aussi les dangers que les phtisiques font courir, soit aux personnes qui les entourent, soit même à celles qui leur sont étrangères.

Avant que M. Koch, d'une part, et notre regretté Villemain, de l'autre, eussent publié leur travaux sur ces deux questions, il était permis d'hésiter, et, sans remonter bien haut, nous nous rappelons avec quelle timidité nous avons indiqué, aux Congrès de Nice et de Genève, les relations qui devaient exister entre la scrofulose et la tuberculose pulmonaire. Cela se passait en 1878 et 1882, et cela nous montre quel chemin nous avons parcouru depuis vingt ans au point de vue scientifique !

Les présomptions de cette époque sont devenues aujourd'hui des réalités; mais avons-nous assez vite profité de ces admirables découvertes ? La société a-t-elle réellement engagé la lutte contre la tuberculose et proportionné ses efforts à l'effrayante extension d'une maladie qui, en France seulement, fait annuellement plus de 150.000 victimes ?

Non, certainement non.

Des hommes généreux ont bien édifié quelques établissements pour recevoir et soigner des tuberculeux pulmonaires, d'éminentes personnalités se sont bien mises à la tête du mouvement, elles ont bien fondé la ligue contre la tuberculose ; nos excellents et dévoués confrères, MM. Sersiron et Dumarest prêchent bien la croisade dans leur vaillant journal, dont le titre est à lui seul tout un programme *(la Lutte contre la tuberculose)* ; mais cela représente-t-il un mouvement réellement national, comparable à celui qu'a produit, en Allemagne, l'extension méthodique du principe de la mutualité? Nous ne le pensons pas, et nous ne nous déclarerons satisfait que lorsque cette question, encore aujourd'hui médicale, sera devenue sociale.

Nous demandons, en un mot, que la collectivité accomplisse tout son devoir envers les individualités qui la composent.

Nous n'avons, quant à nous, rien à nous reprocher sous ce rapport ; nous avons insisté dès le début sur la nécessité d'engager la lutte au point de vue sociologique, et notre devise a toujours été celle que M. Porak a bien voulu reproduire dans son remarquable rapport à l'Académie de médecine. Il faut prévenir avant de chercher à guérir, disions-nous à une époque déjà lointaine, et si nous voulons couper le mal dans sa racine il faut combattre, aussitôt qu'elles se montrent, les différentes formes de la tuberculose.

Notre idée était simple, mais nous n'aurions jamais pu la réaliser, sans le puissant concours de l'Œuvre des jeunes filles poitrinaires de Villepinte, si bien dirigée par les Sœurs de Marie-Auxiliatrice, et celui de M. Hermann Sabran, président du Conseil général des hospices civils de la ville de Lyon. Les premières ont fondé à Hyères le sanatorium Alice-Fagniez, et le second, l'important hôpital Renée-Sabran, qui est situé, lui aussi, sur le territoire de cette doyenne de nos Stations hivernales.

Les résultats que nous avons obtenus, depuis cette époque, sont venus confirmer nos prévisions, et c'est après la réussite de ces deux expériences que nous disons aujourd'hui :

Il faut prévenir, pour ne pas être exposés à lutter plus tard sans guérir.

Ces considérations préliminaires nous ont paru nécessaires pour bien exposer notre manière d'envisager la question de la lutte contre la tuberculose, et pour expliquer au Congrès quel a été notre but en acceptant le grand honneur de dresser ce rapport, alors que tant d'autres auraient pu le faire avec une plus grande autorité.

*
* *

Les établissements d'assistance qui sont spécialement affectés aux indigents atteints de tuberculose pulmonaire ne sont pas nombreux sur les rives françaises de la Méditerranée ; ils se trouvent groupés sur le territoire de la ville d'Hyères.

Ce sont, par rang d'ancienneté, l'hôpital Renée-Sabran et le sanatorium Alice-Fagniez. Bien qu'elles soient situées dans des positions différentes, ces fondations profitent toutes les deux des avantages généraux du climat de cette partie méridionale de la France, qui s'avance brusquement vers la haute mer comme pour rejoindre les Iles d'or, et qui se creuse ensuite pour retrouver la côte Ligurienne. Nous pouvons donc leur appliquer, comme aux autres stations hivernales qui sont échelonnées depuis Toulon jusqu'à Vintimille, les moyennes des observations météorologiques que nous recueillons quotidiennement depuis quarante ans dans la station d'Hyères, et que nous avons résumées ainsi qu'il suit :

Températures. — La moyenne des maxima est de 28°,2 en juillet, mois le plus chaud, et de 13°,0 en janvier, mois le plus froid.

La moyenne des minima est de 18°,5 en juillet, et de + 5°,0 en janvier.

La moyenne des journées médicales, du 15 octobre au 15 avril, de 10 heures du matin à 3 h. 30 m. du soir, est de 14°,1.

Le climat du littoral est donc vraiment tempéré, et cela ne peut étonner, si l'on veut bien réfléchir que le voisinage de la mer tend à rétablir l'équilibre, toutes les fois qu'il se trouve compromis par les ardeurs du soleil ou par les couches d'air froid descendues des montagnes voisines ; du reste, la douceur de ce climat se trouve affirmée par les végétaux qui poussent en pleine terre sur tout notre littoral, et sous ce rapport nous devons nous considérer comme étant exceptionnellement favorisés par la nature.

Anémologie. — Notre régime ordinaire anémologique est constitué par des brises qui, l'hiver comme l'été, sont la conséquence de la dilatation de l'air par la chaleur solaire.

La côte est en général abritée contre les grands vents qui soufflent tantôt de l'Est et tantôt de l'Ouest. Le mistral lui-même, ce terrible mistral, qui comptait jadis en première ligne parmi les trois fléaux de la Provence, devient rare, à tel point qu'il est difficile de trouver maintenant, comme par le passé, des arbres courbés régulièrement par sa violence. Cette observation, qui résulte de nos statistiques personnelles, concorde avec celles qui sont faites sur la côte, et aussi sur la rade des îles d'Hyères, par les divers services de la marine.

En résumé, les vents soufflent sur le littoral pendant environ cinquante-neuf jours par an. Ils forment deux groupes bien distincts : le premier, composé du Nord, du Nord-Ouest et du Nord-Est, abaisse la température ; le second, qui comprend le Sud, le Sud-Ouest, l'Est et le Sud-Est, la relève ; ils règnent pendant aussi longtemps l'un que l'autre, avec cependant un léger écart en faveur des vents chauds.

Baromètre. — Notre moyenne générale de la pression atmosphérique est considérable, elle dépasse 760 millimètres ; la moyenne la plus élevée se trouve en février avec 763 millimètres, la moyenne la plus basse est en avril avec 758ᵐᵐ,8. Ces fortes pressions expliquent peut-être pourquoi les hémoptysies essentielles sont plus rares sur le littoral que partout ailleurs.

A part ces considérations générales, et pour la prévision du temps, nous devons dire que le baromètre ne nous est pas d'une grande utilité ; nous l'avons vu descendre au-dessous de 738 millimètres par un très beau temps et remonter à 780 millimètres pendant une série de très forts vents d'est ; il résulte pourtant de nos statistiques que la pression monte avec les vents d'est et qu'elle diminue avec les vents d'ouest.

Pluies. — Nos observations pluviométriques, très soigneusement faites pendant quarante ans, démontrent combien il est difficile d'établir, en si peu de temps, les statistiques météorologiques d'une contrée. Il ressort en effet de nos relevés que si nous les groupons en quatre périodes de dix années, nous obtenons les quatre moyennes décennales suivantes :

    de 1860 à 1869 . . . . 500ᵐᵐ,8
    de 1870 à 1879 . . . . 609ᵐᵐ,0
    de 1880 à 1889 . . . . 755ᵐᵐ,5
    de 1890 à 1899 . . . . 731ᵐᵐ,6

Ce qui nous donne une moyenne générale de 649ᵐᵐ,225, se rapprochant certainement de la vérité ; mais quelles différences entre les quatre facteurs dont elle est issue ! Et encore faut-il tenir compte de la distance qui sépare le pluviomètre du rivage, parce que la pluie est plus abondante sur les bords de la mer que dans l'intérieur des terres.

Novembre est le mois qui reçoit le plus d'eau avec 98ᵐᵐ,94, et juillet, celui qui en reçoit le moins avec 5ᵐᵐ,13.

Hygrométrie. — Malgré la proximité de la mer et la grande épaisseur de la couche d'eau qui tombe annuellement, l'état

2

hygrométrique de l'air se maintient, sur la côte, dans une moyenne très favorable aux malades, pour lesquels l'humidité est aussi redoutable que la sécheresse.

Cela tient probablement à la grande perméabilité du sol, au petit nombre des jours de pluie (en moyenne de 60 à 63 jours, ce qui ne veut pas dire qu'il pleut pendant 63 fois vingt-quatre heures par an) et aussi à l'intensité des averses, qui ravinent la surface du sol sans y pénétrer bien profondément.

*
* *

Ces observations générales sur le climat de la côte d'azur nous permettent de présenter sous un jour très favorable les Stations hivernales qui s'y trouvent échelonnées, et de protester encore une fois contre les prétentions d'une école qui a tenté de les remplacer par les stations d'altitude.

Les établissements situés sur les hauts plateaux peuvent offrir à leurs hôtes les avantages d'un air pur et d'une excellente discipline médicale ; mais ils ne peuvent avoir la prétention de remplacer absolument les stations du littoral, dans lesquelles les tuberculeux pulmonaires bénéficient des hautes pressions, vivent au milieu des splendeurs de la nature et respirent un air tout aussi pur que sur les montagnes.

Ces idées nouvelles ont motivé les plus éloquentes protestations de MM. Bouchard, Brouardel, Grancher, Huchard, Landouzy, Letulle, Thoinot, etc., etc. ; aussi le bon sens public, rassuré par leurs conseils, a-t-il déjà fait justice de ces exagérations, parfois intéressées, et nos riches hivernants reprennent-ils le chemin dont on avait espéré les détourner ; la réussite de ce Congrès, dont M. Huchard fut l'inspirateur, en est la meilleure preuve.

La charité n'a pas voulu qu'ils fussent les seuls à jouir des bienfaits de notre incomparable climat ; les cures d'hiver, faites au milieu des jardins remplis de fleurs, ou bien sous les abris de la forêt résineuse, ne devaient pas rester plus longtemps le privilège exclusif des favorisés de la fortune, et, depuis quelques années, deux établissements d'assistance permettent aux indigents atteints de tuberculose pulmonaire de venir dans le Midi prendre leur part de grand air et de soleil. Tous les deux, nous l'avons déjà dit, se trouvent à Hyères : ce sont l'hôpital Renée-Sabran et le sanatorium Alice-Fagniez ; le premier a été construit sur le bord même de la mer, tandis que le second est situé dans l'intérieur des terres.

Hôpital Renée-Sabran, à Hyères-Giens.

Nous aurons à nous occuper très longuement de cet hôpital quand nous traiterons la question de la scrofulose ; c'est, en effet, dans le but spécial de recevoir des malades atteints de cette maladie qu'il a été fondé, et ce n'est que par extension, par tolérance si l'on veut, que des tuberculeux pulmonaires y sont reçus.

C'est principalement pendant la saison froide que des filles de 4 à 16 ans et des garçons de 4 à 12 ans, non cavitaires, sont dirigés sur Giens par l'hospice de la Charité, qui doit leur faire subir, avant leur départ de Lyon, toutes les visites réglementaires. ·

Aussitôt arrivés, ces malades sont installés dans un dortoir séparé ; mais pour tout le reste ils participent à la vie commune, passent une grande partie de la journée en plein air, et, comme les scrofuleux, dorment avec les impostes des fenêtres ouvertes.

Dans les premiers temps de la fondation de Giens, nous étions beaucoup plus circonspect, car nous appréhendions pour nos tuberculeux les conséquences de ce climat marin par excellence. Quelques essais couronnés de succès nous ont rendu moins timide, et nous avons reconnu que chez les enfants, qui n'ont pas d'élévation de température, la tuberculose pulmonaire encore à sa première période ne contre-indique même pas l'usage des bains de plage ou de piscine. Dans ces conditions, l'amélioration est constante, la guérison fréquente et les complications extrêmement rares. Chose extraordinaire, depuis la fondation de l'hôpital Renée-Sabran, nous n'avons jamais vu l'excitation climatérique provoquer, chez les pubères des deux sexes, un seul de ces crachements de sang, si fréquents dans les débuts de la phtisie et si redoutables par leurs conséquences. Par contre, deux jeunes filles, déjà parvenues à la période cavitaire et dirigées malgré cela sur Giens, ont subi plusieurs hémoptysies fort graves; l'une d'elles a fini par guérir, après plusieurs séjours successifs, mais l'autre n'a retiré du climat aucun bénéfice.

Chez les adultes, nous ne nous reconnaissons pas le droit d'être aussi affirmatif, parce que les cas de tuberculose pulmonaire au premier degré que nous avons traités dans cet hôpital sont beaucoup plus rares; à cet âge, du reste, la nature a déjà perdu une grande partie de son aptitude à la réparation des désordres organiques; mais il est certain que nous n'avons jamais observé, dans notre infirmerie des hospitalières, des hémoptysies de début.

Quant aux cas du troisième degré, nous sommes toujours heureux de pouvoir présenter à ceux de nos confrères qui veulent bien venir nous rendre visite, un des plus beaux succès de notre climat marin dans la personne de la sœur M..., qui nous est arrivée ici, jadis, en fort mauvais état, et qui en est repartie guérie. Cette hospitalière, ayant repris son service actif à l'hospice de la Charité, à Lyon, a subi une rechute grave; mais elle nous est revenue à Giens une seconde fois, et depuis cette époque, qui date déjà de plusieurs années, on peut la considérer comme définitivement à l'abri d'une nouvelle invasion de la maladie.

En dehors du traitement marin, qu'ils subissent par suite de leur séjour à Giens, nos jeunes tuberculeux pulmonaires prennent peu de médicaments; nous reconnaissons cependant que nous avons employé avec succès les préparations de cacodylate de soude, préconisées par M. Armand Gautier, et le gaïacol associé, suivant notre formule, au diiodoforme, au benzoate de soude et à l'opium.

. Les résultats de la cure de la tuberculose pulmonaire ainsi comprise, à l'hôpital Renée-Sabran, sont excellents; mais nos statistiques seraient bien plus favorables si elles n'étaient alourdies par la présence de quelques malades, plus ou moins cavitaires, pour lesquels ce sanatorium n'a pas été créé.

Nous croyons, avant de quitter l'hôpital Renée-Sabran, devoir faire part au Congrès d'une observation qui peut l'intéresser; nous avons, en effet, constaté que, toute proportion gardée, les cas des filles atteintes de tuberculose et autres affections pulmonaires s'y sont toujours trouvés plus nombreux que chez les garçons.

En voici, du reste, la statistique officielle :

	Bronchite et autres affections pulmonaires.	Tuberculose pulmonaire.	Total.
Filles	210	135	345
Garçons . . .	85	51	136
	295	186	481

Le total est donc de 345 pour les premières, tandis qu'il est de 136 seulement pour les seconds; en doublant ce dernier nombre, puisque les filles sont deux fois aussi nombreuses que les garçons, on arrive à 272, ce qui constitue un écart de 73 entre les deux sexes, au bénéfice des garçons.

Nous avons dû rechercher les causes de cet écart considérable, qui nous avait frappé depuis longtemps, mais au sujet duquel nous n'avions établi jusqu'à ce jour aucune statistique, et nous nous sommes demandé si nous ne devions pas l'attribuer à ce que nous recevons, dans l'hôpital Renée-Sabran, des filles de deux ans plus âgées que les garçons. Nous ne serions point éloigné de l'admettre dans une certaine mesure, mais il nous semble qu'il faut aussi tenir compte de la différence des sexes, et de ce que la femme, dont le système lymphatique est plus développé que chez l'homme, doit être un terrain mieux préparé pour l'invasion bacillaire.

D'un autre côté, dans les agglomérations lyonnaises, et par suite de leur existence plus sédentaire, soit dans les logements de leurs parents, soit dans leurs ateliers, les filles ne sont-elles point beaucoup plus exposées que les garçons à contracter les différentes formes de la tuberculose ?

Ce résultat de la statistique de l'hôpital Renée-Sabran mérite, pensons-nous, d'attirer l'attention du Congrès, et devra faire l'objet de recherches plus générales, dans les établissements d'assistance des grands centres de population.

Sanatorium Alice-Fagniez

Le second des établissements d'assistance destinés à la cure fermée de la tuberculose pulmonaire se trouve aussi, nous l'avons déjà dit, situé à Hyères; c'est le sanatorium Alice-Fagniez. Comme pour l'hôpital Renée-Sabran, son nom rappelle le souvenir d'une gracieuse enfant que ses parents pleurent et que ses amis regretteront toujours.

Le bien que nous faisons autour de nous adoucit nos douleurs; c'est ainsi que la villa de M. Gustave Fagniez, membre de l'Institut, sert maintenant de refuge à quelques jeunes filles tuberculeuses. Les appartements des anciens maîtres ont été réservés pour les services généraux, la salle des fêtes est devenue la chapelle, et des constructions neuves ont permis, depuis le 1er octobre 1896, de recevoir les malades.

Toutes ces transformations ont été accomplies, avec une sage économie, par l'Œuvre des jeunes filles poitrinaires de Villepinte, si bien secondée par les religieuses de Marie-Auxiliatrice; rien n'est donc luxueux dans le sanatorium Alice-Fagniez, cependant l'ensemble de ses bâtiments, très simples, mais entourés de plantes exotiques et de fleurs, ressemble plutôt à une confortable villa qu'à un asile des indigents.

Il contient 35 lits de malades, répartis dans les 3 dortoirs, et 4 lits supplémentaires, situés dans un petit pavillon d'isolement.

La tolérance la plus absolue est observée au point de vue de la religion; chacune des malades suit la sienne et reçoit, dans l'intérieur même de l'établissement, la visite du ministre qui la représente.

La gratuité du séjour au sanatorium Alice-Fagniez est la règle; le paiement d'une indemnité constitue l'exception, elle est alors fixée à 2 fr. 50 c. par journée de présence.

Description. — Ainsi que le Congrès pourra le constater sur le plan qui se trouve à la fin de ce rapport, le sanatorium est complètement isolé de toutes les habitations voisines par des chemins publics et par un jardin ; il est orienté de l'est à l'ouest, avec ses principales façades au midi et au nord.

Le rez-de-chaussée est occupé par les services généraux, la chapelle, la cuisine, les réfectoires, le préau, et par une vaste salle dans laquelle les malades prennent leurs inhalations, jouent, travaillent et viennent s'abriter, quand le mauvais temps les empêche de vivre en plein air dans le jardin.

Le premier étage est occupé par les dortoirs des malades, le logement des religieuses et par une vaste galerie fermée, qui protège toute la façade nord de l'établissement.

Le dortoir des malades est divisé en trois compartiments, dont les deux principaux ne sont séparés que par une mince cloison, s'élevant à hauteur d'homme et ne touchant pas le parquet. Dans toutes les salles, les murs sont stuqués, leurs angles sont arrondis, les parquets en bois ont été paraffinés, les lits ainsi que les sommiers sont en fer ; il est donc facile d'y entretenir la plus scrupuleuse propreté ; les balais et les plumeaux sont remplacés, dans tout le Sanatorium, par des chiffons de laine, légèrement humides, qui ramassent les poussières sans les soulever.

L'aération est assurée par des fenêtres dont les impostes, en forme de tabatière, restent ouvertes pendant la nuit, et aussi par deux larges baies sans portes, qui font communiquer les dortoirs avec une grande galerie contenant les bains, les douches, les cabinets de toilette, les lavabos, les water-closets, et les escaliers qui descendent au rez-de-chaussée.

Cette association des dortoirs et de la galerie nous a paru si commode, que nous croyons devoir la signaler tout particulièrement à l'attention des membres du Congrès qui s'occupent de la construction des établissements hospitaliers.

Le pavillon d'isolement est complètement détaché des autres bâtiments ; il contient 2 chambres à 2 lits ne communiquant pas entre elles. Il n'a du reste jamais servi.

Admission des malades. — Sur les 35 lits dont peut disposer
le Sanatorium, 3 ont été réservés pour recevoir gratuitement
des filles indigentes de la commune d'Hyères, qui débutent
dans la tuberculose pulmonaire ; les 32 autres sont occupés
par des malades qui viennent presque toutes de Paris, et qui
doivent présenter d'avance à l'Administration centrale un certificat médical, constatant qu'elles sont atteintes de tuberculose pulmonaire bien confirmée, mais qu'elles ne sont point
encore entrées dans la période cavitaire de cette maladie.

A Paris, ce certificat doit être délivré par l'un des médecins
de l'OEuvre de Villepinte, et dans les autres localités, par le
médecin traitant.

Dès leur arrivée à Hyères, les malades sont examinées par
le médecin du Sanatorium, qui les admet définitivement ou les
renvoie immédiatement, si leur état n'est pas conforme au
certificat qui leur a été délivré au moment de leur départ.

Il est certainement très pénible pour le médecin de prendre
ces déterminations : mais elles représentent pour lui un devoir
strict auquel il ne peut faillir, parce qu'il doit, avant toute
chose, préserver d'une contamination permanente les tuberculeuses du premier degré qui lui sont confiées.

Du reste, les malades ainsi que leurs familles ont été préve-
nues, quand elles ont adressé leurs demandes, que l'OEuvre se
réservait le droit de contrôler sérieusement tous les certificats
qui lui sont envoyés, et que l'admission définitive des malades
était subordonnée à cette formalité. Il est aussi bien entendu
que l'Administration peut renvoyer d'office chez leurs parents,
ou même évacuer sur l'hôpital d'Hyères, les malades dont
l'état aurait subi une aggravation trop accentuée pendant leur
séjour dans le Sanatorium.

Traitement. — Sauf les indications particulières qui moti-
vent des exceptions ou des variantes, le traitement général
consiste en une douche froide, prise tous les jours au saut du
lit, quelque temps qu'il fasse, et qui est suivie d'une vigou-
reuse friction sur tout le corps ; en inhalations quotidiennes
de formaldéhyde, dont le premier essai fut fait jadis à Ville-

pinte par M. le docteur Gouël, et qui sont prises sous la direction permanente d'une religieuse Auxiliatrice, brevetée par l'école des infirmières des hôpitaux de Lyon ; en cautérisations ponctuées, en injections hypodermiques avec du méthylarsinate de soude, offert par la maison Comar, et enfin en pilules au gaïacol associé, suivant notre formule, au diiodoforme, etc., etc., ainsi que nous l'avons indiqué à propos des tuberculeux pulmonaires de l'hôpital Renée-Sabran.

Une nourriture substantielle et la vie au grand air, sous les tièdes rayons du soleil de la Côte d'azur, complètent un ensemble de soins dont les résultats sont excellents.

Pendant le jour, la clémence relative de la température nous permet de laisser nos malades vivre au grand air dans le jardin, sans qu'il soit nécessaire de les parquer dans des galeries de cure, indispensables sous un ciel moins clément ; le seul inconvénient qui pourrait résulter pour elles de l'application de ce système est le froid aux pieds, toujours si dangereux pour les malades et surtout pour les femmes ; mais on le combat victorieusement par des exercices répétés, par des frictions à l'eau froide sur les extrémités, par des vêtements très chauds, et par le port de chaussures dont les semelles en bois défient toute humidité.

Tous les soirs, une heure au moins avant le coucher des malades, les dortoirs sont désinfectés au moyen des appareils et des pastilles formogènes de la Compagnie Hélios. Aussitôt que cette bienfaisante fumigation a été accomplie, les impostes à tabatière des fenêtres sont entr'ouvertes, et permettent, pendant toute la nuit, l'entrée de l'air pur. Les dormeuses, cela va sans dire, sont couvertes en conséquence.

Sous l'influence de ces traitements, réduits pourtant à leur plus simple expression, les malades augmentent rapidement de poids, indication précieuse qui est fournie par des pesées bi-mensuelles, et n'ont presque jamais d'hémoptysie. La toux elle-même disparaît graduellement ; il est vrai que les malades reçoivent, à ce sujet, les plus fermes injonctions, et qu'avec un peu de persévérance, elles arrivent à modérer elles-mêmes les quintes, bien souvent nerveuses, qui secouent si dange-

reusement leurs organes respiratoires ; grâce à la douche
froide qu'elles prennent tous les matins, elles ne s'enrhument
jamais, et, fait digne de remarque, elles ont traversé plusieurs
épidémies de grippe sans contracter cette maladie, tandis que
les religieuses, dont les logements sont contigus, mais qui ne
suivent pas le même régime, lui ont payé le plus large tribut.

Cette immunité ne proviendrait-elle pas des inhalations et
des fumigations au formol ?

A la fin de chaque saison, c'est-à-dire vers les derniers jours
du mois de juin, a lieu le retour des malades ; chacune d'elles
est l'objet d'un rapport succinct dont les résultats, avant d'être
inscrits sur les statistiques, sont contrôlés par les médecins qui
ont délivré les certificats du départ pour Hyères.

On peut donc affirmer la sincérité des résultats suivants qui
ont été obtenus dans le sanatorium Alice-Fagniez, depuis sa
fondation, en 1896, jusqu'au mois de juillet dernier :

Nombres de malades	244
Nombre des journées de présence. .	41.417
Guérisons d'emblée.	153
Guérisons survenues ultérieurement.	22
Améliorations.	27
Stationnaires.	24
Aggravations	8
Décès.	10
TOTAL.	244

Sur les dix décès dont il est fait mention dans cette statistique, trois sont survenus à Hyères ; ils ont été causés :

Un, par une embolie cardiaque ;

Un, par septicémie ;

Un, à l'hôpital d'Hyères, par la tuberculose pulmonaire.

C'est aussi à cette dernière cause qu'il faut attribuer les sept
autres décès survenus, longtemps après leur retour à Paris,
parmi les tuberculeuses dont l'état était resté stationnaire, ou
s'était aggravé, pendant leur séjour dans le sanatorium.

Nous en avons la certitude, parce que l'œuvre de Villepinte n'abandonne jamais les malades qu'elle a secourues ; aussitôt que les retours sont effectués, elle reprend celles qui sont à sa charge et renvoie dans leurs familles celles qui ont encore leurs parents. Ces dernières ne sont pas perdues de vue pour cela, et, comme les autres, elles retournent à Hyères si les médecins jugent qu'une seconde cure leur est nécessaire.

Jusqu'à ce jour on a compté 17 récidivistes sur 244 malades, soit le 6,96 0/0.

Ces résultats si favorables doivent-ils être attribués exclusivement au climat et au traitement ?

Nous ne le pensons pas ; nous avons au contraire la conviction profonde que les soins assidus et maternels dont les religieuses de Marie-Auxiliatrice entourent les débutantes dans la tuberculose pulmonaire qui leur sont confiées sont pour beaucoup dans les résultats obtenus.

Nous savons tous combien l'état du moral influe sur le physique ; cela est surtout vrai pour les habitantes d'Alice-Fagniez, qui sont presque toutes éloignées de leurs familles ; et les nombreux visiteurs qui sont journellement témoins de l'exubérance de leurs jeux ne peuvent conserver aucun doute sur l'absence de toute préoccupation qui règne dans leurs esprits.

Nous ne croyons pas devoir donner de plus amples détails sur cet établissement, que, par inadvertance, on a présenté au Congrès de Berlin comme une simple maison de convalescence à l'usage des malades de Villepinte, tandis qu'il fait, au contraire, partie d'un plan d'ensemble parfaitement combiné.

Tel qu'il est actuellement, le Sanatorium Alice-Fagniez, auquel il ne manque, pour être un modèle, que de posséder cinquante lits au lieu de trente-quatre, n'en a pas moins prouvé, depuis plus de sept ans, que les cures de *latitude* valent autant, sinon mieux, que les cures d'*altitude*, et qu'il est possible de guérir une forte proportion de tuberculeux pulmonaires, pourvu qu'on les soigne dès le début de leur maladie.

*
* *

Le Congrès doit avoir en ce moment la preuve que nous
avions absolument raison, alors qu'en débutant nous indi-
quions combien avait été peu important, sur le littoral, le
mouvement social en faveur de la lutte raisonnée contre la
tuberculose pulmonaire chez les indigents.

C'est à peine, en effet, si deux établissements d'assistance
ont été fondés dans ce but. Ils contiennent, il est vrai, une
centaine de lits réservés à des enfants et à des filles, mais il
n'y existe, ainsi que le faisait remarquer si judicieusement
notre confrère M. le docteur Plicque, rien pour les femmes
seules (*Revue philanthropique* du 10 janvier 1904) et rien non
plus pour les hommes.

Nous devrions, nous le reconnaissons, clore ici cette partie
de notre rapport ; mais il nous paraît utile, au point de vue
général, d'exposer une fois de plus les idées que nous soutenons depuis si longtemps au sujet de la direction qu'il faut
imprimer à la lutte sociale contre la tuberculose pulmonaire,
et des précautions à prendre pour atténuer les ravages de cette
maladie parmi les indigents.

Prévenir le mal, telle a été, dès le début, notre devise ; c'est
celle qui a si vivement activé le développement de l'œuvre de
Villepinte, c'est aussi celle que devra suivre la société dans sa
lutte contre la tuberculose, si elle ne veut pas s'épuiser en
vains efforts pour remplir ce nouveau tonneau des Danaïdes ;
nous devons donc nous adresser aux pouvoirs publics qui la
représentent et leur dire : Il ne suffit plus d'hospitaliser les
indigents atteints de la tuberculose pulmonaire ; il faut procéder
méthodiquement à l'extinction de cette maladie, et, dans ce
but, il faut arrêter dès maintenant les bases de la lutte raisonnée entre l'espèce humaine et le bacille de Koch.

Les mesures à prendre peuvent, suivant nous, se résumer
en ces trois propositions suivantes :

1° Empêcher l'homme de devenir tuberculeux ;

2° Empêcher le tuberculeux de devenir phtisique ;

3° Empêcher le phtisique de devenir un danger pour ses semblables.

A quelques détails près, nous avons trouvé ce programme déjà exécuté depuis plusieurs années par l'œuvre de Villepinte. Nous avons déjà signalé cet exemple aux derniers Congrès de Naples et de Londres, et nous pensons qu'on ne saurait trop le vulgariser ; nous sommes donc heureux de recommencer aujourd'hui, pour le Congrès de Nice, ce travail de propagande humanitaire, et de saisir avec empressement cette occasion de remercier Mme Fiedler de son tout récent et bienveillant concours. (Voir à la fin de cette brochure, l'article publié dans *Le Correspondant* du 10 janvier 1904.)

Les Maisons de famille.

Dans les grandes villes, les ouvrières sans famille et vivant seules manquent, le plus souvent, des soins les plus indispensables ; cela tient parfois à l'insuffisance de leurs salaires, mais le plus souvent à ce que, en dehors de leurs heures d'atelier, elles n'ont pas le temps de préparer leur nourriture ; les unes vont alors prendre leur repas dans des établissements à bon marché, tandis que les plus nombreuses se contentent d'aliments froids et indigestes. Les unes et les autres, occupant des logements mal aérés, brûlants pendant l'été, froids pendant l'hiver, sont bientôt atteintes d'anémie ou de chlorose, et leurs organismes délabrés sont dès lors prédisposés à recevoir l'infection tuberculeuse. Celles, au contraire, qui vivent dans leurs familles subissent aussi bien des privations, mais elles se trouvent dans de meilleures conditions hygiéniques, et sont par le fait, beaucoup plus résistantes.

Cette remarque avait été faite par l'Œuvre de Villepinte, qui, voulant atténuer dans les limites de ses moyens cette pro fonde misère sociale, mit la question du logement des ouvrières à l'étude et fonda les Maisons de famille.

A Lyon comme à Paris, on a élevé des constructions desti- nées à loger, moyennant une faible rétribution, des jeunes filles pauvres et sans famille. Les unes sont réunies au nombre de six à huit dans des dortoirs, munis de tous les raffinements de l'hygiène moderne ; les autres occupent des chambres très confortables. Toutes sont éclairées, chauffées, mangent à la carte et font partie d'une Société de secours mutuels qu'elles administrent elles-mêmes, ce qui leur assure les soins du médecin, les médicaments, ainsi qu'une indemnité pécuniaire pendant toute la durée de la maladie.

Toutes les sociétaires entrent, sortent, boivent et mangent suivant les exigences de leurs professions, et vaquent à leurs affaires sans être soumises à une surveillance inquisitoriale. Elles reçoivent, le dimanche, la visite de leurs amies et connaissances dans un grand salon commun ; on y cause, on y rit, on y chante librement, et on y donne parfois, au profit de la Société de Secours mutuels, des fêtes charmantes auxquelles sont invitées les personnes qui s'intéressent à cette institution.

Voilà bientôt quarante ans que nous nous occupons des questions d'assistance, et nous déclarons jamais n'avoir rencontré, en France, une Société comparable à celle que nous venons de décrire en quelques mots ; elle nous a paru parfaite, puisqu'elle préserve à la fois le moral et la santé des personnes qui la composent.

C'est là, selon nous, la charité la mieux ordonnée, car elle s'efface complètement pour mettre en relief les bienfaits de la mutualité, qui seule, d'après nous, peut donner la solution de la question sociale, car seule elle relève les individus à leurs propres yeux, en leur prouvant qu'avec de l'ordre et du travail on peut, en général, vivre sans le secours de personne.

C'est, du reste, l'opinion de MM. Loubet, Casimir-Perier et Deschanel, pourquoi donc ne pas fonder, dès aujourd'hui, des Sociétés de secours mutuels spécialement destinées à lutter contre le bacille de Koch ?

Voilà donc un premier pas, et non des moins importants, fait dans l'organisation de la lutte contre la tuberculose pulmonaire.

*Le travailleur mieux nourri, mieux logé et moins préoccupé
de son avenir, devient, par cela même, plus résistant contre
l'invasion de la maladie.* Les statistiques des Maisons de famille
le prouvent surabondamment, puisque les malades y sont très
rares et que le contingent qu'elles fournissent à la tuberculose
pulmonaire est à peu près nul.

Les Maisons de famille coûtent malheureusement trop cher
pour que l'initiative privée puisse les multiplier en quantité
suffisante, et bien des jeunes filles, très intéressantes à tous
les points de vue, ne peuvent, faute de place, franchir les
portes de ce paradis de l'ouvrière, dans lequel il est possible
de vivre en ne dépensant pas plus de 45 francs par mois.

Champrosay.

L'Œuvre de Villepinte a, du reste, pris à sa charge une
autre institution, tout aussi bienfaisante, qui vient naturellement se placer au deuxième rang dans la lutte contre la tuberculose. C'est l'Asile de Champrosay, qui reçoit des pauvres filles
déjà épuisées par les rigueurs de l'existence parisienne. C'est
là, dans le splendide domaine offert par Mme Nolleval, c'est
dans ces vertes prairies et sous l'ombrage de ces grands arbres,
que de nombreuses anémiques ou chlorotiques viennent respirer un air pur, et se reconstituer en suivant les sages conseils
du docteur Daucourt, médecin de l'établissement.

Le plus grand nombre de ces intéressantes victimes des
exigences de la vie moderne retrouvent, à Champrosay, les
forces qu'elles avaient perdues et peuvent reprendre leurs
occupations habituelles ; mais chez quelques-unes d'entre
elles se montrent les premiers symptômes de l'invasion bacillaire ; l'humidité de l'air augmente et la saison froide s'approche ;
il faut pourtant continuer la cure commencée, sous peine de voir
se perdre les excellents résultats déjà obtenus ; l'Œuvre de Villepinte a fort heureusement prévu cette éventualité, et si Champrosay ferme ses portes, Alice-Fagniez ouvre les siennes pour
recevoir les jeunes malades, et leur offrir, non loin du rivage

de la mer bleue, une hospitalité que bien des riches pourraient envier.

A partir de ce moment, les moyens prophylactiques ne sont plus suffisants ; la lutte réelle contre la tuberculose pulmonaire va s'accentuer, et nos débutantes dans la maladie de poitrine sont fort heureuses de la trouver aussi bien organisée dans le petit sanatorium d'Hyères.

Nous avons déjà décrit tout au long ce troisième échelon de la défense contre la tuberculose, nous en avons publié les résultats statistiques, nous n'y reviendrons pas ; mais nous ferons remarquer au Congrès combien l'œuvre de la défense est complète, puisque les malades au premier degré qui n'ont pas été guéries pendant un premier séjour peuvent y revenir autant de fois que cela est jugé nécessaire par les médecins, et que les cavitaires trouvent, dans les soins que leur prodigue à Villepinte notre si dévoué confrère M. le docteur Lefèvre, tous les moyens de continuer la lutte contre la maladie dont elles sont atteintes.

Depuis quelques années, cet établissement, qui le premier dans le monde entier fut spécialement affecté au traitement des tuberculeuses pulmonaires, s'est complètement transformé ; grâce aux minutieuses précautions qui sont prises par le personnel hospitalier et surtout à la construction de nouveaux pavillons séparés, les malades y sont divisées en plusieurs catégories, basées sur l'état de leurs organes pulmonaires, ce qui éloigne tout danger de contamination, non seulement entre elles, mais encore pour les personnes qui les entourent,

La nécessité qui s'impose de plus en plus de séparer les tuberculeux pulmonaires des autres malades et de les diviser en catégories bien distinctes a été formellement indiquée, au Congrès de Berlin, par M. Lazarus, et aussi par MM. les professeurs Brouardel, Landouzy et Grancher ; mais cette idée n'a pas encore été adoptée dans toute sa rigueur par les pouvoirs publics, qui reculent, sans doute, devant la grandeur de l'effort qui serait nécessaire pour la généraliser.

Ce sera l'honneur de ce Congrès d'avoir énergiquement insisté sur ce point capital de la lutte contre la tuberculose et d'avoir indiqué comme un exemple à suivre les moyens employés par l'OEuvre de Villepinte ; et ce sera justice, car elle conserve, dans ses Maisons de famille, la santé de nombreuses jeunes filles ouvrières ;

elle rétablit, dans la maison de Champrosay, la santé de beaucoup de candidates à la tuberculose ;

elle guérit, dans le sanatorium Alice-Fagniez, une forte proportion de débutantes dans la tuberculose pulmonaire ;

elle recueille, comme par le passé, dans l'asile de Villepinte, des tuberculeuses plus avancées, qui sans cela encombreraient encore plus les hôpitaux de Paris et s'y trouveraient confondues avec les autres malades ; et enfin, elle réunit dans un même établissement, mais dans des pavillons rigoureusement séparés, des centaines de jeunes filles atteintes à différents degrés de la maladie tuberculeuse.

Le cycle de Villepinte est donc complet, il répond à toutes les exigences de la lutte contre la tuberculose ; il a mérité l'année dernière le prix François-Joseph Audiffret qui lui a été donné par l'Institut de France, sur le rapport de M. Félix Rocquain, vice-président de l'Académie des Sciences morales et politiques ; il fonctionne depuis nombre d'années à quelques lieues de Paris, et cependant le public médical lui-même ne le connaît pas, ce qui prouve, une fois de plus, que nous éprouvons le besoin d'aller chez nos voisins découvrir ce que nous avons chez nous,

Il est donc certain que dans un avenir plus ou moins rapproché, la société devra suivre cet exemple ; mais, en attendant, le Congrès ne pourrait-il pas indiquer des préférences pour les mesures suivantes, qui reproduisent en partie celles que M. le docteur Armaingaud, président de la septième sous-commission, a présentées tout récemment au Ministère de l'Intérieur :

1° Favoriser, au moyen de subventions pécuniaires importantes, la création de nombreux établissements basés sur le principe des Maisons de famille ;

2° Multiplier, pendant la belle saison, les séjours à la campagne des indigents affaiblis par le travail ou par la maladie ;

4

3° Installer dans tous les quartiers populeux des villes des dispensaires, complètement outillés pour les recherches bactériologiques, qui donneraient gratuitement des consultations, des médicaments et même des bons d'aliments aux débutants dans la tuberculose pulmonaire, indigents, et munis de cartes délivrées par les bureaux de bienfaisance ; ceux d'entre ces malades qui vivent dans leur famille, y resteraient aussi longtemps qu'ils seraient considérés comme inoffensifs pour leur entourage ; ceux qui vivent seuls seraient dirigés sur les établissements d'assistance dont nous parlerons plus bas ;

4° Dans les hôpitaux actuels, isoler dès aujourd'hui les tuberculeux des autres malades, les mettre dans des salles spéciales et, si cela est possible, dans des pavillons séparés ;

5° Edifier, au milieu de terrains très vastes, des hôpitaux suburbains, destinés à recevoir les tuberculeux, et adopter, pour toutes les nouvelles constructions, le système des pavillons éloignés les uns des autres, ce qui permettrait de séparer les malades en catégories bien distinctes ;

6° Imposer dans tous ces établissements spéciaux d'assistance une sévère discipline médicale, sans laquelle il n'est pas possible d'obtenir des résultats satisfaisants ;

7° Demander à l'Etat de provoquer, par tous les moyens en son pouvoir, la recherche d'un remède efficace contre la tuberculose pulmonaire confirmée.

Telles sont les propositions que le Congrès pourrait recommander aux administrations publiques.

Laisserons-nous échapper cette bien rare occasion de donner à la question de la lutte contre la tuberculose pulmonaire toute l'ampleur qu'elle comporte, et de réclamer avec insistance les mesures qui sont indispensables pour prévenir la propagation d'un mal que nous avons tant de peine à guérir?

Au point de vue démologique, il faut enfin mettre un terme à l'inertie des pouvoirs publics, qui laisse perdre annuellement cet énorme capital représenté par 150.000 existences humaines.

Au point de vue sociologique, la lutte pourrait être organisée avec les concours combinés: 1° de l'Etat, des départements et des communes, chargés de la construction et de l'entretien des bâtiments affectés à la cure des indigents atteints de tuberculose ; 2º des patrons, qui assureraient leurs ouvriers contre cette maladie, au même titre que contre les accidents du travail ; et 3º de Sociétés de Secours mutuels, ordinaires ou spéciales, qui verseraient à leurs membres atteints de tuberculose une subvention quotidienne et suffisante pour les faire vivre.

On nous a déjà fait observer que l'exécution de ce programme exigera des dépenses considérables. Cette objection est sérieuse ; mais nous ne pouvons admettre que la France, qui consacre tant de millions à l'édification des établissements scolaires, n'en réservera pas quelques-uns pour sauvegarder la santé des écoliers.

Vivons d'abord, nous philosopherons ensuite !

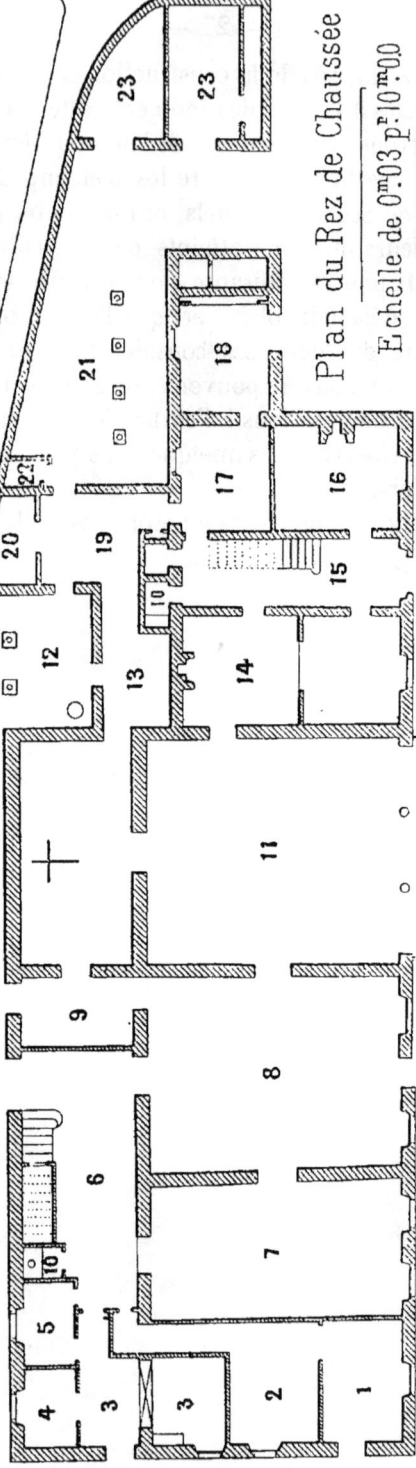

SANATORIUM ALICE-FAGNIEZ

Annexe de l'Hôpital de Villepinte

HYÈRES (VAR)

A. REGNIER, Arch.

Plan du Rez de Chaussée

Échelle de 0^m.03 p^r 10^m.00

Jardin

Chemin

Ruisseau

Réal

Légende

1 Communauté
2 id.
3 Cuisine
4 Dépense
5 Laverie
6 Préau

7 Réfectoire
8 Salle de récréations
9 Sacristie
10 W.C.

11 Chapelle
12 Cour
13 Passage
14 Cabinet du Docteur
15 Vestibule
16 Parloir

17.18 Salle de repassage
19 Buanderie
20 Bûcher
21 Cour
22 Lampisterie
23 Pavillon d'isolement

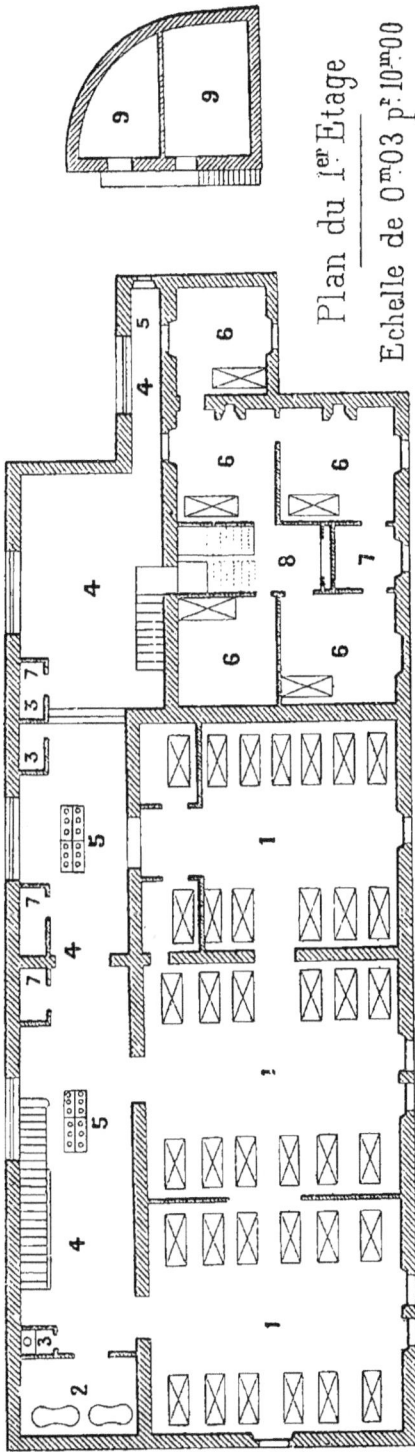

Plan du 1.er Étage

Échelle de 0.m03 p.r 10.m00

Légende

1 Dortoirs
2 Salle de bains
3 W.C
4 Galerie
5 Lavabos
6 Chambres
7 Cabinet de toilette
8 Palier
9 Pavillon d'isolement

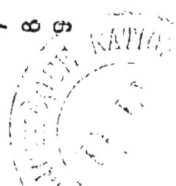

A REGNIER, Arch.

DEUXIÈME PARTIE

DE LA SCROFULOSE

———

Les malades de l'intérieur des terres ont de tout temps demandé aux eaux de la mer la guérison de leurs souffrances; ont-ils été séduits par le bon état de santé ordinaire des habitants du littoral, ou bien ont-ils été guidés par un secret instinct? Nul ne saurait le dire, mais il est certain que, sous ce rapport comme sous tant d'autres, l'expérience a précédé la science. C'est, en effet, vers la moitié du xviiie siècle seulement que nous trouvons émise pour la première fois l'idée scientifique dont ce Congrès permet de constater le parfait développement, et dont nous allons retracer rapidement l'historique en suivant, autant que possible, l'ordre chronologique des fondations.

Le mouvement, s'il nous est permis de nous exprimer ainsi, partit en 1750 de l'Angleterre, où R. Russel publia un très intéressant mémoire sur le traitement marin de la scrofule.

Quelques années plus tard, nous apprend M. Porak dans son remarquable rapport à l'Académie de médecine, deux autres médecins anglais, John Lattam et Lettson, reprirent cette question, qui aboutit à la fondation, à Margate, du premier hôpital marin pour le traitement des enfants scrofuleux.

Malgré les résultats satisfaisants que donna cet essai, le nouveau traitement de la scrofule se localisa en Angleterre et ne franchit le canal que beaucoup plus tard, avant de prendre pied sur la terre de France.

Cependant, il faut le dire, cette idée nouvelle y fut patronnée de bonne heure par Pelletier de la Sarthe et par Sarramea de Bordeaux ; mais leurs instantes démarches ne purent rallier à leur cause les gouvernements auxquels ils s'adressaient, et c'est en Italie, à Viareggia, que fut fondé, en 1841, un premier hospice destiné au traitement marin de la scrofule.

Bientôt après, en 1847, ainsi que nous l'avons établi dans notre première communication au Congrès scientifique de Nice, Mme Coraly Hinsch eut la généreuse pensée de fonder, sur la plage de Cette, un petit Sanatorium destiné à recueillir et à traiter en commun des jeunes scrofuleux indigents ; c'est donc à elle que revient tout l'honneur d'une première installation de ce genre en France.

Un instant négligé en Italie, le traitement marin de la scrofulose y fut repris de nouveau, grâce aux efforts du professeur Giuseppe Barellaï. qui, de 1862 à 1882, parvint à installer douze hôpitaux sur les bords de la mer Tyrrhénienne et huit établissements du même genre sur les rives de l'Adriatique.

C'étaient en général des campements installés sur les plages pendant la belle saison, mais les scrofuleux indigents ne se trouvaient pas mal de cette situation en plein air et rentraient chez eux parfaitement guéris, ainsi que nous l'a certifié, au Congrès de Genève, M. le professeur de Pini, qui en fut le témoin oculaire.

En 1846, l'administration des Hôpitaux de Paris, sur la demande du médecin en chef de l'Hôpital de Saint-Malo, envoya dans cette ville un petit convoi de dix filles et de dix garçons atteints de scrofule, et les heureux résultats de ce premier essai furent constatés par M. Hérard, alors interne de Baudeloque. Quelques années après, sur les vives instances du Dr Perrochaud et sur l'avis de Bergeron et de Marjolin, l'Assistance publique de Paris voulut bien faire un second essai du traitement marin, et, de 1861 à 1865, 380 enfants furent envoyés à Berck-sur-Mer.

Cette nouvelle expérience ayant été aussi concluante que la

première, Bergeron put, en 1884, démontrer, pièces en mains, l'efficacité certaine du traitement marin de la scrofulose.

En 1882, M. le baron James de Rothschild construisit à ses frais, sur la même plage de Berck, un autre sanatorium qui reçoit actuellement cent malades israélites ; ce qui prouve que, malgré les inconvénients des marées, cette situation présente de réels avantages.

En 1877, le Dr Gibert fonda, au Havre, le premier dispensaire anti-scrofuleux et anti-tuberculeux.

En 1877 aussi (lisons-nous dans le rapport de M. Porak), le docteur E. Vidal, d'Hyères, dans une série de mémoires adressés au Conseil municipal de cette ville, au Conseil général du Var, au Congrès scientifique de Nice et, en 1882, au Congrès international d'hygiène de Genève, soulevait de nouveau la question au point de vue local, s'efforçait de prouver que les plages de la Méditerranée valaient celles de l'Océan, et que les scrofuleux de la France y trouveraient, sans compter la douceur du climat, des eaux de mer plus fortement chlorurées et des eaux-mères encore plus médicamenteuses. Ses efforts réitérés, appuyés par une délibération du Comité médico-chirurgical des hôpitaux de Lyon, aboutirent en 1887 à la fondation de l'hôpital Renée-Sabran, qui fut édifié définitivement sur le bord de la mer et, après un premier essai, sur le versant méridional de la presqu'île de Giens.

En 1880, M. Froëdland fonda l'asile de Montboron, devenu plus tard l'asile de Fort-Thaon, qui dispose de 30 lits.

En 1881, M. Jean Dolfus a fondé à Cannes un petit hôpital de 16 lits, dont le nombre a été porté à 45 depuis que l'établissement a passé sous la direction du Comité Génevois de l'œuvre des Bains de Mer.

Vers cette époque, M. le professeur Arnould, soutenu par M. Cambon, préfet du Nord, demanda, mais en vain, au Conseil général de ce département, la création d'un Sanatorium pour les enfants scrofuleux.

Ses efforts ne furent point totalement perdus, car, peu de temps après, M. Van Cauvenberghe en édifia un complètement à ses frais, à Saint-Malo.

En 1887, M. le docteur Armaingaud, qui, depuis le Congrès de Genève, plaidait un peu partout la cause des enfants scrofuleux, fondait à ses frais, à Arcachon, un sanatorium de vingt lits, dont le nombre fut décuplé depuis, grâce à de charitables et importants concours financiers.

C'est aussi en 1887 que M. Pallu, inspecteur des Enfants assistés du département de la Loire-Inférieure, dont il est juste de rappeler ici le rôle important dans la constitution de l'œuvre des Hôpitaux marins, recueillit les fruits de ses patients efforts et qu'il fonda le sanatorium de Pen-Bron, avec le concours de Mᵐᵉ Furtado Heine, de MM. Engel et Erard, de Mᵐᵉ la baronne James de Rothschild et aussi de la Caisse des hôpitaux marins.

Pen-Bron, aujourd'hui reconnu d'utilité publique, peut recevoir, en août et en septembre, 500 malades ; ce nombre descend à 300 au printemps et en automne, pour diminuer jusqu'à 210 en hiver.

En 1888 s'ouvrit, à Saint-Pol-sur-Mer, le nouveau sanatorium fondé par M. Van Cauvenberghe ; c'est à peine si ce modeste établissement pouvait, à cette époque, recevoir 20 malades, mais il a pris depuis une grande extension et possède aujourd'hui 300 lits !

M. Porak nous apprend, en outre, qu'il va être transféré plus au nord, entre Dunkerque et la Belgique, sur la plage de Zuydcoote. Ses nouveaux pavillons comprendront alors 400 lits de malades et 200 lits d'infirmerie.

Nous constatons ensuite, toujours en 1888, l'ouverture du sanatorium de Banyuls-sur-Mer, disposant aussi de 200 lits.

M. Lafargue, ancien préfet des Pyrénées-Orientales, et le docteur Armaingaud revendiquent, chacun de leur côté, l'honneur de cette création. Il nous paraît bien difficile de trancher ce différend, mais il est probable que si M. Armaingaud en a eu le premier l'idée, c'est M. Lafargue, préfet de ce département, qui l'a exécutée. Ils ont donc tous deux des droits à la reconnaissance publique pour le dévouement dont ils ont donné la preuve, mais il est juste d'associer à leurs noms celui de M. Henri Monod, directeur de l'Assistance publique, dont le concours ne leur fit jamais défaut.

Le sanatorium de Banyuls a été, depuis quelques années, versé par le département des Pyrénées-Orientales aux Hôpitaux marins.

C'est aussi vers cette époque que s'ouvrit, à la Baule, l'Institut Verneuil.

En octobre 1889, grâce aux libéralités de M. Desjobert, s'ouvrit à Cap-Breton, dans les Landes, l'asile Sainte-Eugénie, qui dispose de 60 lits, réservés aux enfants scrofuleux de ce département.

C'est le 12 septembre 1896 que fut inauguré par M. Félix Faure, président de la République, le sanatorium de Saint-Trojan. Cet établissement doit son existence à l'initiative du regretté docteur Bergeron, et c'est ici le cas de revendiquer pour l'éminent fondateur de l'Œuvre des Hôpitaux marins la plus large part dans l'organisation de la lutte contre la scrofulose sur les plages françaises. N'a-t-il pas en effet, dès le début, dans ses écrits comme dans ses discours, démontré les bienfaits de la cure marine ? N'a-t-il pas réuni en un solide faisceau toutes les bonnes volontés, impuissantes parce qu'elles étaient disséminées ?

Non content de participer à l'édification de Pen-Bron, n'a-t-il point assumé la lourde charge de l'administration de Banyuls et fondé Saint-Trojan ? N'a-t-il pas enfin trouvé le moyen de pourvoir aux besoins incessants de son œuvre ? Voilà, d'après nous, plus de titres qu'il n'en faut pour que le nom de Bergeron ne tombe jamais dans l'oubli.

Saint-Trojan, dont l'installation est devenue parfaite depuis la captation et l'adduction d'une source d'eau potable très abondante, peut recevoir actuellement 200 malades.

Cette œuvre est donc complète ; mais on regrette de ne point trouver sur la plage du sanatorium de l'île d'Oléron un monument rappelant les traits de son vénérable fondateur, qui remplit pendant si longtemps les délicates fonctions de secrétaire perpétuel de l'Académie de médecine.

En 1899, l'Assistance publique de la ville de Paris, si bien dirigée par le docteur Peyron, a ouvert à Hendaye un nouveau sanatorium qui contiendra bientôt 400 lits et qui devra recevoir à la fois des scrofuleux et tuberculeux pulmonaires.

Nous citerons, pour ne rien oublier, l'établissement des Frères de Saint-Jean-de-Dieu de Marseille, qui reçoit tous les étés un certain nombre d'enfants scrofuleux et qui leur facilite les moyens de faire une cure marine.

Enfin, pour clore ce rapide bilan de nos richesses, nous enregistrons avec plaisir la fondation à Montredon, dans la banlieue de Marseille, d'un coquet sanatorium de 21 lits. Il a été construit en 1901 par M. Jean Martin et ne reçoit que des enfants des deux sexes atteints de scrofulose.

Cette longue énumération de nos moyens généraux de défense contre la scrofulose étant terminée, il nous reste à nous occuper, tout particulièrement, de ceux qui sont échelonnés sur les bords de la Méditerranée et dont nous connaissons mieux le fonctionnement intérieur.

Nous y trouvons, en nous dirigeant de l'ouest vers l'est :

Banyuls-sur-Mer.

Nous avons établi plus haut que ce sanatorium contient 200 lits et qu'il reçoit des enfants scrofuleux depuis 1888. Son administration a été rétrocédée par le département des Pyrénées-Orientales à l'OEuvre des Hôpitaux marins, qui doit, en plus de ses propres malades, y entretenir gratuitement et à perpétuité 20 enfants assistés de ce département. Cette clause constitue, on doit bien le comprendre, une très lourde charge pour l'OEuvre des Hôpitaux marins, dont les revenus, presque en totalité fournis par la charité, pourraient se trouver parfois insuffisants, malgré les efforts des hautes personnalités qui la dirigent.

L'exemple de Banyuls nous paraît à ce sujet plein d'enseignements et doit nous mettre en garde pour l'avenir, car, s'il est, en général, très méritoire de fonder des établissements d'assistance, on ne devrait avoir le droit de les ouvrir qu'après leur avoir constitué une dot proportionnée au nombre des indigents soignés dans leurs pavillons.

C'est l'oubli de cette précaution qui a compromis bien des fondations et causé bien des soucis à leurs administrateurs.

Mais revenons au sanatorium de Banyuls. Comme à Saint-Trojan, nous y trouvons l'administration placée entre les mains d'un médecin-directeur. C'est M. le docteur Moutet qui occupe aujourd'hui cette délicate position, et les résultats qu'il obtient prouvent que cette simplification des rouages administratifs ne nuit en rien à la bonne marche de cette œuvre. Il y a donc là une indication pour l'avenir.

Banyuls est consacré au traitement des enfants débiles, lymphatiques, scrofuleux et rachitiques des deux sexes, âgés de quatre ans au moins et de seize ans au plus ; par exception, les rachitiques peuvent y être admis dès l'âge de trois ans.

Les malades atteints de phtisie déclarée, teigne, syphilis, conjonctivite granuleuse, idiotie, épilepsie et paralysie infantile ne peuvent y être reçus.

Le sanatorium prend des pensionnaires au prix de 2 francs par jour.

Chaque malade doit être porteur, à son arrivée, d'un titre d'admission et d'un bulletin médical.

A l'arrivée des malades, le médecin-directeur prend connaissance du bulletin médical et s'oppose à l'admission de ceux qu'il reconnaît atteints, soit d'une maladie contagieuse, soit de l'une de celles indiquées comme cause d'exclusion.

Le médecin-directeur décide la sortie des malades ; il signale au Conseil de l'Œuvre ceux dont le traitement peut être considéré comme terminé, et il transmet en même temps à l'Administration centrale le bulletin de l'entrée, sur lequel il relate les observations faites pendant le séjour du malade et pouvant servir à l'établissement de la statistique du sanatorium.

Les bains de mer et la vie au grand air constituent les éléments les plus importants du traitement médical de Banyuls ; on y ajoute, est-il besoin de le dire, une excellente nourriture, ce qui prouve combien les denrées alimentaires sont à bon marché dans cette portion de notre territoire, puisque le prix de la journée de présence n'y revient, au total, qu'à 1 fr. 63 c.!

Le traitement chirurgical n'y est point non plus négligé, et le docteur Massot, qui est chargé de cet important service, y pratique annuellement de nombreuses opérations.

D'après les documents qui nous ont été communiqués pendant la dernière assemblée générale de l'Œuvre des Hôpitaux marins, présidée maintenant par M. le docteur Bucquoy, le sanatorium de Banyuls a reçu, de 1888, époque de sa fondation, à la fin de l'année 1902, un total de 1.354 malades. Il en est sorti 1.220, dont 849 guéris, 196 améliorés, 118 repris ou rendus, 57 décédés.

Il en restait à cette époque 134 ; ce qui donne bien le nombre total de 1.354.

La moyenne de la durée du séjour des malades a été de 666 jours.

La moyenne des guérisons et des améliorations, pendant l'année 1902, s'élève presque à 91 0/0, répartis ainsi qu'il suit : 63 pour les guérisons définitives et 28 pour les améliorations! Il est vrai de remarquer que le séjour moyen des malades est de 666 jours.

Ces résultats, dont il est facile de vérifier l'exactitude en lisant le rapport de M. le docteur Porak, dans le *Bulletin*, du 1er décembre 1903, *de l'Académie de médecine*, et celui de M. le docteur Ch. Leroux, dans le *Bulletin* (n° 14) *de l'Œuvre des Hôpitaux marins*, constituent un véritable triomphe pour l'administration intérieure du sanatorium des Pyrénées-Orientales, car il faut aussi tenir compte de la modicité du prix de revient de la journée de séjour qui ne dépasse pas 1 fr. 63 c.!!!

C'est à ces deux rapports que nous renvoyons ceux de nos collègues qui désireraient avoir sur le sanatorium de Banyuls des renseignements plus étendus ; ils trouveront aussi une source très précieuse de renseignements dans le livre que M. Lafargue, ancien préfet des Pyrénées-Orientales, a écrit sur cet établissement, qu'il a contribué à fonder et dont il est resté statutairement un des administrateurs.

Cette.

Nous avons dit, dans le cours de ce rapport, qu'en 1847, Mme Coraly Hinsch avait fondé, dans les environs de Cette, un sanatorium destiné au traitement des enfants scrofuleux par les eaux de la mer. Il ne reste plus rien en ce moment du modeste bâtiment construit par cette femme d'élite; mais son œuvre, bien loin de périr, a été continuée et améliorée par les membres de l'Église réformée de Cette.

Après avoir occupé pendant un certain nombre d'années quelques-uns des pavillons militaires du vieux Lazareth, le Comité local a fait construire, sur les terrains du nouveau Lazareth, un confortable sanatorium, dans lequel sont traités les enfants scrofuleux de ses coreligionnaires du sud-ouest de la France, ainsi que les malades étrangers qui sont envoyés tous les étés par l'œuvre du Comité génevois.

Mais là ne s'arrêtent pas les conséquences de l'exemple donné jadis par Coraly Hinsch; les scrofuleux de l'intérieur prennent, depuis lors, les chemins qui conduisent au littoral. Ils descendent tous les étés plus nombreux, et M. le maire de Cette veut bien nous apprendre qu'on en a compté cette année plus de 1.000!

En présence de l'affluence considérable des malades de cette catégorie, le Conseil d'administration de l'hôpital Saint-Charles a demandé au ministre de la Guerre la cession d'un vaste établissement qui fut jadis construit, sur l'emplacement du vieux Lazareth, pour loger les convalescents militaires de la guerre de Crimée, et dont les pavillons pourraient aisément abriter ce bataillon de malheureux atteints de scrofulose.

Nous souhaitons, cela va sans dire, la complète réussite de ce grandiose projet. L'emplacement ne saurait être mieux choisi, et nous espérons qu'avant peu, la ville de Cette se trouvera en mesure de recevoir tous les malades de cette partie de la France qui sont tributaires de la cure marine.

Marseille.

Le sanatorium Jean-Martin, destiné au traitement des enfants scrofuleux de la ville de Marseille, est situé sur la Corniche ; il est relié directement à la mer par un tunnel, qui est creusé dans le roc et qui passe sous la voie publique.

Notre confrère et ami, M. le docteur Heckel, professeur à l'Académie des Sciences de Marseille, eut le premier l'idée de cette fondation ; un généreux philanthrope de sa connaissance, M. Jean Martin, l'exécuta, la dota, et eut l'heureuse chance d'en confier la direction à M\u1d50\u1d49 Arnaud, sa parente, dont le dévouement et la compétence se trouvèrent à la hauteur de ses nouvelles et délicates fonctions.

Exposé en plein midi, le sanatorium peut recevoir vingt et un malades, onze garçons et dix filles. On y trouve quatre dortoirs très largement aérés et deux grandes vérandas, sous l'abri desquelles les enfants peuvent jouer en plein air, quelque temps qu'il fasse.

Un petit pavillon séparé est destiné à isoler complètement les maladies contagieuses.

L'admission des malades est prononcée à la suite d'une visite médicale très sérieuse.

On reçoit de préférence les adénites scrofuleuses et les ostéo-arthrites des membres.

Tous les cas de tuberculose interne sont rigoureusement éliminés.

L'âge est fixé ainsi qu'il suit : de 6 à 12 ans pour les garçons, de 6 à 16 ans pour les filles.

Les malades sont visités tous les jours ; le service médical est fait à tour de rôle, par MM. les docteurs Boinet, Maurel père, et Triol ; le service chirurgical est assuré par le docteur Acquaviva, chirurgien des hôpitaux de Marseille.

Le traitement principal consiste, pendant l'été, en trois bains de plage par semaine, et pendant l'hiver, en deux bains de piscine, pris dans l'eau chauffée à 32 degrés. On complète le traitement, suivant les cas, avec de l'huile de foie de morue et des préparations iodées.

La durée du séjour des malades dans le sanatorium Jean-Martin n'a rien de fixe ; ils y restent de deux à quatre mois et même plus longtemps, suivant leur degré de maladie.

Une notice, que nous devons à l'obligeance de notre confrère le docteur Acquaviva, nous apprend que la thalassothérapie lui paraît agir principalement sur les cas d'adénites scrofuleuse, qu'elle ne lui semble avoir aucune action sur les affections oculaires de même nature, que deux petites filles atteintes de tuberculose osseuse n'ont pu supporter les bains froids, tandis qu'elles se sont très bien trouvées de l'usage des eaux de la piscine à 32 degrés, et enfin, que plusieurs opérations pratiquées sur les jeunes malades ont parfaitement réussi. L'une d'elles a même gagné neuf kilogrammes en six mois de séjour.

Tels sont les principaux détails que nous avons pu nous procurer sur le sanatorium Jean-Martin, dont l'édification et l'existence matérielle sont dues exclusivement à l'initiative privée. Nous avons pleine confiance dans son avenir, et nous espérons qu'avant peu, cette fondation servira d'exemple aux représentants de l'Assistance publique dans le département des Bouches-du-Rhône.

Hôpital Renée-Sabran à Hyères-Giens.

Bâti sur le territoire de la commune d'Hyères et sur le versant de la presqu'île de Giens qui regarde la haute mer, l'hôpital Renée-Sabran fut édifié presque exclusivement au moyen des sommes produites par une souscription, dont M. Hermann Sabran fut le généreux promoteur.

Le Conseil général d'Administration des Hospices civils de la ville de Lyon voulut, en lui donnant le nom de Renée-Sabran, adoucir les regrets causés par la mort prématurée de cette enfant, perpétuer sa mémoire et remercier son président de la bienfaisante initiative qu'il avait prise. Il fut en outre décidé que cet hôpital serait considéré comme une annexe de l'hospice de la Charité de Lyon, et qu'il serait affecté spécialement au traitement des enfants scrofuleux du département du Rhône.

Les constructions du sanatorium s'élèvent gracieusement au milieu d'une belle forêt résineuse de trente hectares, qui descend en pente douce jusqu'au bord de la mer et qui fut donnée par M. Hermann Sabran ; elles sont toutes exposées au midi et reçoivent en plein les brises marines.

Elles se composent actuellement :

1° D'un vaste bâtiment central, contenant tous les services généraux, cuisines, réfectoires, écoles, lingerie, magasins, caves, logement et infirmerie des hospitalières, etc. ;

2° De trois pavillons, bâtis sur caves, avec rez-de-chaussée et un étage servant au logement des malades ;

3° De deux grandes halles ouvertes au midi, qui servent d'abri aux enfants et leur permettent de jouer en plein air quelque temps qu'il fasse ; elles furent données, la première par Mme Emilie Levaché, la seconde par Mme Ferber-Dobler ;

4° D'un pavillon d'isolement, donné par le baron Vitta ;

5° D'une piscine fonctionnant pendant toute la saison froide, don particulier de M. Renouard ;

6° Du pavillon contenant les machines servant à pomper l'eau de la mer, à la chauffer, à la distribuer aux piscines et à charger en même temps les batteries d'accumulateurs qui assurent l'éclairage de tout l'hôpital, etc., etc. ;

7° D'une étuve à désinfection, pouvant fonctionner à vapeur sèche ou à vapeur fluente ;

8° D'une chapelle d'un très joli style, qui fut édifiée aux frais exclusifs de Mme Hélène Sabran ;

9° D'une loge, très confortable, pour la famille du concierge, et dans laquelle est installé le service central du téléphone ;

10° D'une buanderie dont les divers organes sont actionnés par l'électricité, et qui suffit amplement aux besoins d'un personnel de deux cents personnes ;

11° D'un pavillon contenant, avec les bureaux, les logements de l'aumônier, de l'économe et de l'interne ;

12° Enfin d'une grande bâtisse, qui est située en dehors du sanatorium, et qui est affectée au logement du reste du personnel hospitalier.

Un très beau jardin potager, qui se trouve à l'ouest des bâtiments, vient compléter cet ensemble et fournit abondamment des légumes, des salades et des fruits, très appréciés par nos jeunes malades.

Ces diverses constructions ont été faites au fur et à mesure que les sommes recueillies par souscriptions l'ont permis ; elles ont été livrées ensuite aux hospices de Lyon, qui en ont pris charge et qui doivent entretenir les enfants indigents qui pourront y être reçus ; elles sont toutes éclairées à l'électricité. sont reliées entre elles par le téléphone, et peuvent correspondre, le jour comme la nuit, par le poste central de la loge, avec le bâtiment de l'Administration.

Nombre des lits. — A la suite des prudents essais qui durèrent près de quatre ans et qui donnèrent des résultats satisfaisants, les malades descendirent des hauteurs de Giens et furent installés sur les bords de la mer dans trois pavillons de 50 lits, dont deux sont occupés par les filles et un seulement par les garçons. Aussitôt que les fonds recueillis le permettront, on édifiera un quatrième pavillon de 50 lits destinés à des enfants rachitiques, ce qui portera à 200 le nombre des lits dont pourra disposer sous peu l'Assistance lyonnaise sur les bords de la Méditerranée.

Chaque pavillon se compose d'un rez-de-chaussée, élevé d'un mètre au-dessus des caves, et d'un premier étage ; il dispose de 50 lits pour les malades et d'un lit dans chacune des deux salles pour l'hospitalière de service ; il contient, en outre, une salle de consultation, une salle de pansements avec fourneaux et baignoire, des vastes lavabos à cuvettes individuelles, des water-closets perfectionnés, à chasse d'eau, et une chambre à deux lits, complètement isolée de tout le reste du service, de façon à pouvoir séparer pendant

quelques jours des malades que l'on veut tenir en observation.

Chacun des pavillons est desservi par cinq hospitalières de
Lyon ; sur ce nombre, deux couchent dans les salles, deux
autres couchent au dortoir général des sœurs, et la cinquième
est chargée des rondes de nuit. En cas d'alerte, les secours
médicaux ou autres peuvent être réclamés instantanément au
moyen du téléphone.

Age des malades. — En général et sauf décision motivée
de l'Administration centrale, l'âge des malades reçus à Giens a
été fixé ainsi qu'il suit : de 4 à 12 ans pour les garçons et de
4 à 16 ans pour les filles ; mais il est évident que cette limite
sera très fortement abaissée pour l'admission dans le quatrième
pavillon, si, comme nous le demandons, il est spécialement
affecté au traitement des rachitiques.

Provenance des malades. — Le sanatorium Renée-Sabran
ne reçoit actuellement que des enfants du département du
Rhône, se réservant, quand on aura pu construire des pavillons supplémentaires, de mettre un certain nombre de lits à
la disposition des autres départements ; cependant, le Consei
d'administration a bien voulu autoriser parfois l'admission de
quelques malades étrangers ; mais ce sont là des exceptions
sur lesquelles il n'y a point à compter, le nombre de lits
dont on peut disposer pour le moment ne permettant pas de
recevoir tous les enfants lyonnais qui ont besoin du traitement
marin.

Nos malades proviennent donc en grande majorité du département du Rhône ; les plus nombreux, candidats bien confir-
més à la scrofulose et même à la tuberculose pulmonaire, sont
envoyés à Giens, soit par les différents services des hôpitaux,
soit par une commission médico-chirurgicale, chargée de
visiter les enfants que leurs familles présentent à la visite de
l'Hospice de la Charité. Les moins nombreux, comprenant la
deuxième catégorie, sont des scrofuleux beaucoup plus avancés,
qui ont subi dans les hôpitaux des opérations graves et qui

viennent à Giens guérir beaucoup plus rapidement, ou bien des enfants qui, devant être opérés, ont besoin de reconstituer, avant toute intervention chirurgicale, leur organisme profondément délabré.

Mission de l'hôpital Renée-Sabran. — Les considérations qui précèdent ont dû faire pressentir au Congrès quel est le but que se sont proposé les fondateurs de l'hôpital Renée-Sabran. Ce but, c'est l'assainissement de la population de leur département et la diminution progressive de ces cas de scrofulose, parvenus aux périodes ultimes, qui s'éternisent dans les hôpitaux et qui, même guéris, sont des non-valeurs pendant le reste de leur misérable existence.

Prendre le scrofuleux au début de la maladie, le mettre sur pied en quelques mois, ce qui est en général très possible, prévenir, pour ne pas être obligé plus tard de lutter longtemps avant de guérir, telle est leur devise ; elle est éminemment sociale, et avant peu d'années, les résultats de leur décision se feront sentir. Ils ont du reste, vous l'avez vu plus haut, réservé un certain nombre de lits, pour les cas plus graves auxquels le traitement marin peut encore être utile.

Visite avant le départ et transport des malades. — Tous ces malades subissent, avant leur départ de Lyon, une dernière visite éliminatoire des maladies contagieuses ou épidémiques, et sont revaccinés avec du vaccin de génisse ; ils quittent donc Lyon dans les meilleures conditions hygiéniques et font le voyage dans un confortable wagon-infirmerie, que l'on a divisé en trois compartiments. Aux deux extrémités se trouvent des dortoirs bien aérés, contenant chacun huit couchettes ; le milieu est réservé pour le service : on y trouve un fourneau, des caissons pour les provisions, des lavabos, des sièges pour les hospitalières convoyeuses et des water-closets.

Réception des malades et visite d'arrivée. — Aussitôt arrivés à Hyères, les malades sont transportés à l'Hôpital Renée-Sabran où, à peine descendus de voiture, ils subissent une première visite très attentive, destinée à constater qu'il n'y a rien de changé dans leur état sanitaire depuis leur départ de Lyon. C'est grâce à ces précautions que nous avons pu éviter, jusqu'à ce jour, les dangers d'une trop directe contamination, et que le pavillon d'isolement n'a dû être ouvert qu'exceptionnellement.

Après cette première visite et après avoir pris un bain, si leur état le permet, les malades sont distribués dans les différents pavillons, suivant leur sexe, leur âge et le genre de maladie qui a été inscrit au départ sur leur feuille individuelle d'observations.

Durée du séjour. — Sur notre demande formelle, l'Administration des hospices de Lyon a fixé à quatre mois la durée des périodes ordinaires du séjour à Giens. Ce règlement est généralement respecté, bien que notre moyenne s'élève à 171 jours, ainsi qu'on peut le constater en parcourant le tableau récapitulatif ; mais ici, comme partout, le médecin traitant est laissé libre de retenir les malades aussi longtemps qu'il le juge nécessaire. Quelques-uns d'entre eux, qui faisaient partie de notre premier convoi et qui étaient bien gravement atteints, ont même séjourné à Giens pendant plusieurs années, occupant ainsi fort inutilement des lits dans lesquels plusieurs scrofuleux, encore au début de leur maladie, auraient obtenu une guérison définitive.

L'expérience nous a appris que quatre mois nous suffisent pour obtenir des résultats parfois étonnants, et nous avons remarqué qu'après cette période nos jeunes pensionnaires ne font plus des progrès bien sensibles ; il faut alors les renvoyer dans leurs familles. En général, la guérison se maintient et la marche de la scrofule est arrêtée pour toujours ; dans le cas contraire, les malades doivent nous revenir ; ils ont pour cela toutes facilités, car ils sont inscrits d'office pour le retour. Malgré tous les attraits du séjour de Giens, ils profitent assez rarement de cette latitude (la moyenne des récidifs n'atteint pas le 12,5 0/0), ce qui nous permet d'affirmer que la plupart des guérisons obtenues sont définitives.

D'un autre côté, nous avons observé que, pour les cas plus avancés, le traitement saccadé, c'est-à-dire par périodes coupées par des retours à Lyon, réussit beaucoup mieux qu'un séjour de la même longueur effectué sans interruption.

Au moment du retour des malades à Lyon, leurs feuilles sont complétées par les observations qui ont été faites pendant leur séjour dans le sanatorium. Leur poids, leur taille, et le nombre des bains qu'ils ont pris, soit dans la piscine, soit à la plage, y sont très exactement consignés.

Contre-indications. — Les contre-indications que nous avons pu noter sont fort rares, et nous avons dû modifier profondément les idées que nous avions sur cette question, quand ce service nous a été confié. C'est ainsi que nous avons presque toujours vu guérir très rapidement les maladies externes de l'appareil oculaire, et les affections des bronches ou des poumons elles-mêmes se trouver généralement très bien du climat de Giens, climat marin par excellence, puisque grâce à la configuration de la côte et la position de la presqu'île, le sanatorium se trouve en pleine mer.

La péritonite tuberculeuse n'est point non plus une cause de contre-indication ; elle guérit à Giens, et quand elle ne guérit pas, l'état des malades s'y améliore presque toujours.

L'albuminerie, quand elle n'est point symptomatique d'une lésion profonde des reins, guérit aussi fort bien ; nous ne nous trouvons donc en présence que d'une seule contre-indication sérieuse : c'est la cardiopatie de nature rhumatismale, et nous ne saurions trop partager les idées émises sur ce sujet par notre distingué confrère M. Maurice Weill, dans la communication qu'il a faite en 1900 au Congrès de Marseille.

Mortalité, — Les décès sont fort rares parmi les pensionnaires de l'hôpital Renée-Sabran (les statistiques en font foi) ; ceux provenant des cas de méningite tuberculeuse étant exceptés, ils sont fournis presque exclusivement par des malades qui ne viennent là que pour mourir et qui n'auraient jamais dû prendre le chemin du littoral. Nous pourrions user à leur

égard de la latitude qui nous est donnée par le règlement et
les renvoyer aussitôt arrivés, mais nous n'avons jamais eu le
triste courage d'user de notre droit; nous les avons donc lais-
sés mourir en paix. Du reste, ces cas, nous le répétons, sont
fort rares, et ces malades ne proviennent jamais des services
hospitaliers de Lyon.

Pavillon d'isolement, épidémies. — L'hôpital Renée-Sabran
possède, nous l'avons dit plus haut, un pavillon d'isolement
divisé en deux salles de six lits, juxtaboutées mais absolument
isolées l'une de l'autre. Ce pavillon a rarement servi ; cela
tient aux précautions minutieuses qui sont prises, soit à Lyon
avant le départ, soit à Giens même, où pour éviter toute contamination, les communications des enfants avec l'extérieur
sont supprimées, dès que nous apprenons qu'il existe des cas
de maladie épidémique dans les environs.

Il nous faut pourtant signaler au Congrès plusieurs épidémies de maladies contagieuses du cuir chevelu : herpès tonsu-
rans, herpès circinnés, et pelades ? qui ont sévi sur nos garçons, à différentes reprises séparées entre elles par de longs
intervalles. Nous n'avons, dans le pavillon des garçons, ni
chats, ni rats, ni souris ; ce n'est donc point là qu'il faut chercher la cause de ces maladies plus ou moins tricophytaires ;
mais il est certain que les garçons, qui nous arrivent tondus
radicalement, sont beaucoup plus exposés à les contracter que
les filles, dont le cuir chevelu se trouve protégé par la cheve-
lure et par les cosmétiques.

Aussitôt que le pavillon d'isolement est ouvert, toutes les
communications avec les personnes qu'il renferme sont inter-
dites ; les vivres et les médicaments sont préparés par les services généraux et sont déposés dans un tour extérieur, dont la
forme rappelle ceux qui recevaient jadis à la porte des hospices
les enfants abandonnés par leurs parents.

Tous les jours, les murailles qui sont vernies et les parquets
du pavillon sont lavés à la lance avec de l'eau sous une pression de 50 mètres ; après sa fermeture, tout l'intérieur en est
soigneusement désinfecté au moyen des vapeurs de formol.

Traitement. — Pour la grande majorité des malades de Giens, le traitement consiste dans la vie en plein air marin, dans les exercices sous l'abri de la forêt résineuse, dans une sage suralimentation et dans l'usage quotidien des bains de mer pris, suivant la saison, à la plage,dans la piscine, ou dans des baignoires en bois contenant de l'eau de mer chaude, pure ou additionnée d'eau-mère, offerte par la Compagnie des Salins des Peschiers.

A part quelques moments consacrés à des travaux de couture ou à des leçons d'instruction primaire, qui leur sont données par des hospitalières brevetées de l'Université, les enfants passent toute leur journée sous les arbres, qui entourent les pavillons d'une ceinture protectrice; quand le soleil est trop chaud, ou que le temps est trop mauvais, on les fait jouer sous les halles bien sablées dans lesquelles pénètrent sans obstacles les brises marines. Des jeux variés, dont les éléments sont donnés par l'Administration, favorisent les exercices des jeunes malades et ne tardent pas à faire revenir les plus fraîches couleurs sur leurs joues pâlies par la maladie. Ces candidats à la scrofulose ne sont malheureusement pas les seuls hôtes de l'hôpital Renée-Sabran ; nous comptons en plus les opérés convalescents des services chirurgicaux lyonnais, quelques malades atteints plus gravement, que notre climat, si tonique, rend assez rapidement capables de supporter les plus grandes opérations, et enfin une infirmerie, dont les dix lits sont généralement tous occupés par des hospitalières envoyées directement par Lyon.

Malgré ces causes réelles de dépenses supplémentaires, nous dépassons rarement, à Giens, le budget de deux mille francs qui est alloué toutes les années pour la fourniture des médicaments.

Les bains de plage et de piscine. — Les bains sont quotidiens et sont pris pendant toute la durée du séjour. Les bains de plage sont courts pour tous les malades, et de moins en moins prolongés suivant leur âge, leur force de résistance et suivant la température de l'air. L'emploi de ces bains est facilité par une très belle plage en pente douce et garnie d'un sable fin, entremêlé parfois d'algues marines. La partie de la plage affectée aux bains des enfants est séparée de la mer par une corde soutenue à fleur d'eau par des piquets en fer; deux baigneurs sont affectés à ce service, l'un d'entre eux se tient debout sur un petit radeau qui flotte au milieu de la partie réservée et qui est fort souvent pris à l'abordage, l'autre surveille l'ensemble de la baignade du haut d'une plate-forme installée à l'extrémité d'un wharf, et se tient toujours prêt à porter secours en cas d'accident.

Les bains de plage sont très appréciés par les enfants et surtout par les filles, qui apprennent plus rapidement à nager que les garçons; on en commence l'usage au mois de mai et on les continue généralement jusqu'au 20 novembre, mais on les suspend aussitôt que les eaux de la mer marquent moins de 15 degrés de chaleur.

Ces bains sont très bien supportés par les enfants atteints de tuberculose pulmonaire, et aussi par les convalescents de péritonite tuberculeuse.

Une grande baraque en bois située sur le rivage abrite les baigneurs pendant qu'ils enlèvent ou remettent leurs vêtements, pendant qu'ils reçoivent les frictions réglementaires ou qu'ils sont occupés à remettre leurs pansements.

Les piscines sont au nombre de trois : elles sont de profondeurs différentes et sont munies tout autour de rebords qui permettent aux enfants infirmes ou fatigués de s'asseoir commodément, tout en continuant à prendre leur bain. L'eau de mer, chauffée à une température qui n'est jamais supérieure à 27 degrés centigrades, est fournie par les chaudières de la machine à vapeur et arrive dans les piscines par une canalisation très profondément enterrée, ce qui fait qu'elle perd très peu de chaleur pendant le trajet. Du reste, la communication téléphonique permet de demander à volonté de l'eau plus chaude ou plus froide que celle que l'on reçoit.

Les heures des bains sont fixées ainsi qu'il suit : l'été, de 9 heures à 10 heures et demie et de 1 heure à 2 heures et demie; l'hiver, de 9 heures à 10 heures et de 2 heures à

3 heures. On commence tantôt par les filles et tantôt par les garçons.

L'air marin, tout imprégné des émanations résineuses, et les bains jouent, on le voit, le plus grand rôle dans la cure de Giens ; il y a pourtant deux observations que nous avons faites depuis que nous sommes à la tête de ce service et que nous croyons devoir signaler à l'attention du Congrès : ce sont, en premier lieu, les succès que nous avons obtenus depuis plusieurs années, par l'ouverture prématurée des abcès ganglionnaires, leur expression complète et le lavage méthodique de leur cavité avec une solution bichloro-hydrargyrique à 1/1000. La cicatrisation du foyer et de la petite plaie d'ouverture se fait généralement dans les quarante-huit heures, et l'évolution des ganglions voisins se trouve du même coup arrêtée.

Nous avons, en second lieu, obtenu un succès inespéré, par l'emploi de l'héliothérapie, chez une petite fille atteinte d'arthrite tuberculeuse des deux genoux. L'exposition aux rayons solaires des parties malades, nues mais badigeonnées avec de la teinture d'iode, a duré près de deux mois ; nous nous proposons de renouveler cette expérience et de voir le parti que l'on pourrait tirer de ce traitement, qui a l'avantage d'être à la portée de tout le monde.

Éclairage et ventilation. — Tout l'éclairage est fait au moyen de l'électricité ; le jour, les fenêtres des dortoirs sont ouvertes complètement ; la nuit, les impostes munies d'appareils très ingénieux sont entr'ouvertes, quelque temps qu'il fasse, et laissent sortir, comme par un siphon, les couches d'air dilatées par la chaleur.

Mesurage et pesage mensuels. — Les enfants sont passés sous la toise à leur arrivée et le jour de leur départ ; ils sont en outre pesés tous les mois, et leur augmentation de poids, qui dépasse toujours les moyennes correspondantes à leur âge, nous apprend mieux que tout le reste dans quelle proportion le séjour de Giens leur a été favorable. Quelques-uns dépassent

sous ce rapport les limites du croyable ; une jeune fille est
repartie dernièrement pour Lyon ayant gagné 16 kilogrammes
en quatre mois, et certains enfants n'ont plus été reconnus par
leurs parents ! Les garçons gagnent, en proportion, beaucoup
moins de poids que les filles. Les uns et les autres ne progres-
sent plus après quatre mois de séjour.

Service médical. — Le service médical est fait par un médecin titulaire, un médecin suppléant et un interne des hôpitaux
de Lyon, mais il leur serait difficile de suffire à cette lourde
tâche, s'ils n'étaient largement aidés dans l'accomplissement
de leur mission par les hospitalières de Lyon, dont le dévouement et la compétence technique sont au-dessus de tout éloge.
Nous sommes heureux de leur rendre ici la justice qu'elles
méritent à tant de titres.

Nous reviendrons probablement un jour sur l'organisation
de ce corps, qui est unique dans le monde entier, car il fonctionne avec une régularité parfaite, sous la paternelle mais
ferme direction des Administrateurs des hospices de Lyon. et
ses membres, quoique profondément religieux, conservent
d'une manière absolue leur individualité. Aussi le recrutement
des hospitalières se fait-il sans trop de difficultés et les sujets
d'élite s'y trouvent-ils en plus grand nombre que par le passé ;
c'est ainsi qu'elles occupent le premier rang parmi les élèves
de l'école libre d'infirmières fondée il y a quelques années par
l'Administration à l'hospice de la Charité, et qu'elles obtien-
nent facilement les diplômes spéciaux qui sont accordés par
un jury composé de médecins et de chirurgiens des hôpitaux.

Service administratif. — L'hôpital Renée-Sabran est admi-
nistré par l'hospice de la Charité, dont il dépend directement.
C'est dire que tout y marche avec l'ordre, l'intelligence et la
parfaite régularité qui, de tout temps, ont été la caractéris-
tique de cette grande Administration.

Service religieux. — Le service religieux est assuré pour les
trois principales religions qui existent en France. Aucune pres-

sion n'est exercée sur les enfants, et ceux d'entre eux qui appartiennent aux cultes réformé ou israélite reçoivent à des époques fixes la visite de leurs pasteurs ou de leurs rabbins.

Punitions. — Les punitions sont nulles ; il est même bien rare que l'on soit obligé d'adresser des remontrances sérieuses à ces enfants, auprès desquels nous nous efforçons, avant toute chose, de remplacer les parents absents. En cas de mauvais vouloir bien constaté, ce qui est extrêmement rare, le renvoi est prononcé par M. l'Administrateur-directeur de la Charité.

Écoles. — Les écoles sont faites par des hospitalières pourvues de leurs titres universitaires :

En été : pour les grands, de 8 heures et demie à 10 heures, et de 3 heures à 4 heures et demie ; pour les petits, de midi à 1 heure de l'après-midi.

En hiver : pour les grands, de 3 heures à 4 heures et demie de l'après-midi ; pour les petits, de 8 heures à 9 heures du matin.

Les filles grandes aident, le matin, les sœurs hospitalières pour la propreté de la salle ; chacune d'elles donne des soins à une petite ; elles ont des ouvroirs de 3 heures à 4 heures et demie l'été, et de midi à 1 heure et demie l'hiver.

Voici maintenant quelques détails sur la journée des malades de notre hôpital et sur leur régime alimentaire :

Lever. — Été : 6 heures ; hiver : 6 heures et demie.

Coucher. — Été : de 7 heures et demie à 8 heures ; hiver : 7 heures et demie.

Repas. — Été : déjeuner, 6 heures et demie ; dîner, 10 heures et demie ; goûter, 1 heure et demie ; souper, 5 heures. — Hiver : déjeuner, 7 heures ; dîner, 10 heures et demie ; goûter, 1 heure et demie ; souper, 5 heures.

Déjeuner. — Soupe grasse, légumes, pain ou pâtes.

Dîner. — 1 plat de viande, 2 plats de légumes, deux ou trois fois par semaine du poisson à la place d'un légume, vin rouge (abondance).

Goûter. — Pain.

Souper. — 1 plat viande, 2 légumes, 1 dessert, fromage, fruit ou confiture, vin (abondance).

Rations. — Pain, 400 grammes ; viande ou poisson. 200 grammes ; légumes frais ou salade, 200 grammes ; légumes secs, 50 grammes ; vin, 16 centilitres.

Les légumes peuvent être remplacés par 75 grammes de pâtes alimentaires ou par 100 grammes de poisson.

Tous les aliments sont assaisonnés à la cuisine ; les corps gras : huile, graisse ou beurre, sont mélangés aux aliments par la cuisinière.

Les régimes spéciaux sont ordonnés par le médecin.

Cette ration est plus que suffisante, si l'on tient compte de l'écart considérable d'âge qui existe entre les malades, et l'on peut affirmer qu'ils sont suralimentés dans une sage mesure.

Eau d'alimentation. — Toute l'eau douce qui est distribuée dans l'intérieur de l'hôpital Renée-Sabran vient d'Hyères, dans une canalisation en fonte et sous une pression de 60 mètres environ.

Cette eau appartient au groupe des bicarbonatées calciques ; elle est excellente au goût, très fraîche, prend bien le savon et cuit parfaitement les légumes.

L'Administration des hospices de Lyon l'a fait analyser plusieurs fois par son service technique, et il a été reconnu qu'au point de vue bactériologique elle est d'une pureté absolue ; ce sont les mêmes eaux qui alimentent la ville d'Hyères et que l'on a osé accuser d'être nuisibles à la santé !

Habillements et linge. — L'Administration fournit des vêtements et la lingerie aux malades, pendant leur séjour à l'hôpital Renée-Sabran.

Les draps de lit et le linge de corps sont changés au moins une fois par semaine et aussi souvent que cela est nécessaire. Les couvertures, ainsi que la laine des matelas, sont passées à l'étuve une fois par saison et après chaque décès.

Les objets de pansement sont désinfectés journellement ou incinérés.

Le linge et les habillements que les malades portent au moment de leur arrivée sont aussi passés à l'étuve, mis en paquets et déposés dans un magasin, où ils sont conservés jusqu'au jour du départ.

Étuve à désinfection. — Une étuve à désinfection, à vapeur sèche et à vapeur fluente, est installée dans un pavillon indépendant, construit au milieu de la forêt et à plus de cinquante mètres des générateurs, qui lui envoient de la vapeur par un canal souterrain. Cette étuve, très bien dirigée par le mécanicien du sanatorium, permet de faire pénétrer la chaleur dans les tissus les plus réfractaires, et de faire monter au-dessus de 120 degrés centigrades un thermomètre cousu dans le milieu d'un matelas, ainsi que nous avons pu le constater à deux reprises différentes.

Évacuation des vidanges. — Toutes les déjections des cuisines, de la buanderie et des water-closets sont reçues dans des appareils à chasse d'eau, communiquant par des doubles siphons avec une canalisation étanche qui traverse, en tunnel, les différentes pointes de terre de notre petit littoral et vient se vider au sud-est de l'hôpital, dans le fond de la mer. Les courants de la côte entraînent toutes les déjections vers la haute mer ; c'est donc l'exécution idéale du tout-à-l'égout. Ce qui le prouve, c'est que le fond sur lequel repose l'extrémité du canal excréteur, et qui est constitué par un sable quartzeux à gros grains, a conservé sa blancheur immaculée.

Résultats statistiques. — Le prix de revient de la journée d'hôpital Renée-Sabran est de 2 fr. 6671.

Ainsi qu'on peut s'en assurer en parcourant le tableau, dans

lequel nous avons résumé les résultats obtenus dans le sanatorium lyonnais, depuis le jour de son ouverture jusqu'au
12 novembre 1903, les généreux fondateurs de cet établissement
peuvent être fier de leur œuvre.

Près de 3.000 enfants, exactement 2.939 (voir le tableau
statistique), ont pu y être soignés à tour de rôle, fournissant
un total de 502.652 journées de présence.

Sur ce nombre, 1.012, soit 36,29 0/0, sont repartis guéris ;
1.377, soit 49,37 0/0 ont été très améliorés ; l'état de 362, soit
le 12,98 0/0, est resté stationnaire ou s'est aggravé ; et 38
sont décédés, soit le 1,36 0/0.

Nous avons dû faire des recherches au sujet des 1.377 malades qui ont quitté le sanatorium avec la note d'une grande
amélioration, et nous avons constaté que le 36,87 0/0 d'entre
eux avaient obtenu dans leurs familles une guérison complète, tandis qu'ils avaient rechuté dans la proportion de
12,50 0/0. Il faut donc, pour être juste, compter 36,87 0/0 de
guérisons en plus et les ajouter aux 36,29 0/0 de guérisons
d'emblée, ce qui nous donne un total de 73,16 0/0, nombre
se rapprochant de la vérité absolue.

Les 12,50 0/0 qui ont rechuté ont profité de la latitude qui
leur est offerte par l'Administration des Hospices de la ville
de Lyon, et ils ont été admis de nouveau à l'Hôpital Renée-
Sabran pour continuer leur traitement et reprendre leur place
dans la statistique générale.

Ces statistiques résultent des observations qui sont conte-
nues dans les feuilles de retour des malades et qui sont contrô-
lées à leur arrivée à Lyon ; elles sont, d'après nous, très satis-
faisantes, bien qu'elles ne soient en rien comparables à celles de
Banyuls. Cela provient-il de ce que les malades traités dans
ces deux hôpitaux marins ne sont pas arrivés au même point
de la maladie scrofuleuse ? Ou bien à ce que nous recevons une
assez forte proportion de tuberculeux pulmonaires? Ou bien,
enfin, à ce que les enfants hospitalisés passent 666 jours à
Banyuls et seulement 171 à Giens?

L'avenir permettra très probablement à d'autres qu'à nous
d'éclaircir ce mystère.

Nous pensons avoir indiqué tout ce qui peut intéresser le Congrès sur l'hôpital Renée-Sabran ; mais nous ne terminerons pas cette notice, concernant cet établissement modèle, sans rendre le plus sincère hommage à M. Hermann Sabran, son fondateur, qui réalisa nos plus chères espérances, ainsi qu'à ses dévoués collaborateurs, MM. Mouisset, Mangini, Chabrières-Arlès, Quisard et Balleidier, membres du Conseil général des hospices, qui furent plus spécialement chargés de l'Administration de Giens.

HOPITAL RENÉE-SABRAN à Hyères-Giens

Statistique Hospitalière — Années 1891 à 1903 (au 13 novembre)

GENRES DE MALADIES	ENTRÉES	SORTIES GUÉRISONS	SORTIES AMÉLIORA-TIONS	SORTIES ÉTATS stationnaires et aggravations	DÉCÈS	MALADES EN TRAITEMENT le 12 novembre 1903	TOTAUX ÉGAUX A CEUX DES ENTRÉES
Adénites et lymphatisme	525	77	336	77	3	32	525
Scrofuloses, lupus, etc.	342	45	235	38	4	20	342
Coxalgies et tumeurs blanches	199	31	147	13	»	8	199
Tuberculose des os	256	22	169	46	»	19	256
Mal de Pott	142	9	112	13	3	5	142
Rachitisme	200	65	113	12	»	10	200
Convalescence de fractures	15	15	»	»	»	»	15
Bronchite chron. et tuberculose pulm	481	191	142	111	18	19	481
Convalescence de pleurésie	52	36	10	3	1	2	52
Périlonite tuberculeuse	46	3	21	15	5	2	46
Affections cardiaques	12	2	5	2	3	26	12
Anémie et chlorose	555	459	47	22	1	3	555
Albuminurie	11	6	2	»	»	3	11
Incontinence d'urine	39	28	9	»	»	2	39
Affections nerveuses	64	23	29	10	»	2	64
TOTAUX	2.939	1.012	1.377	362	38	150	2.939
Pourcentages		36.29 %	49.37 %	12.98 %	1.36 %		

OBSERVATIONS

Causes des décès.

Affections cardiaques	4
Grippe	1
Pleurésie	1
Abcès vertébraux	3
Péritonite tuberculeuse	5
Méningite	11
Tuberculose pulmonaire	9
Entérite tuberculeuse	1
Diphthérie, croup	2
Appendicite	1
TOTAL	38

Nombre des journées de traitement . . . 502 652

Durée moyenne du séjour . . . 171 jours.

Prix moyen des journées . . . 2 fr. 6671

Cannes.

En 1881, M. Jean Dolfus établit à Cannes un petit sanatorium de 15 lits, destiné à recevoir des enfants originaires de
Genève ou de Mulhouse et âgés de moins de quinze ans. Cet
établissement a été pris à charge, depuis 1889, par le Comité
genevois de l'œuvre des Bains de mer, et le nombre de ses lits
a été porté à 45. On y reçoit des enfants débiles, anémiques,
scrofuleux ou rachitiques, que l'on veut préserver de la tuberculose pulmonaire dont ils sont menacés, mais les tuberculeux
en sont exclus.

Les résultats obtenus sont, paraît-il, très satisfaisants.

Nous devons signaler à l'attention du Congrès une particularité du traitement qui a été institué dans le sanatorium Jean
Dolfus par notre distingué confrère, M. le docteur de Valcour,
et qui consiste dans la continuation des bains de plage pendant
toute la saison froide.

L'âge relativement avancé des malades traités dans l'asile
Dolfus permet, sans doute, de conseiller cette immersion quotidienne, et les malades en retirent un grand profit, ainsi que
veut bien nous l'affirmer notre aimable confrère, M. le Dr Ré-
veillet, médecin de l'établissement.

Nice.

Comme l'antique cité phocéenne, sa voisine, la ville de Nice
n'a fait aucun sacrifice pour ses enfants rachitiques ou scrofuleux, et sans l'initiative qu'a prise, en 1880, le baron Froëdland,
aucun refuge spécial ne serait encore ouvert, sur cette partie
de notre littoral, aux indigents atteints de la scrofulose ou de
rachitisme.

L'emplacement choisi par M. Froëdland se trouve situé à
80 mètres au-dessus du niveau de la mer, non loin de la fron-
tière italienne, sur les flancs du Montboron et au milieu de
l'ancien domaine dit Fort-Thaon ; il y est parfaitement abrité
contre les vents du Nord par les derniers contreforts des Alpes
et aussi par la forêt résineuse qui l'entoure.

La situation de ce sanatorium ne pouvait donc être mieux

choisie, mais son accès est malheureusement rendu difficile par le mauvais état des chemins qui s'y rendent.

Le baron Froëdland est décédé depuis plusieurs années, mais son gendre, M. Roisart de Bellet, continue son œuvre généreuse, et cet établissement, qui possède aujourd'hui 30 lits, occupés par des filles de 3 à 12 ans, rend de très grands services à la population malheureuse des Alpes-Maritimes.

On n'y reçoit que des indigents infirmes, rachitiques ou scrofuleux, atteints du mal de Pott ou de pied bot. On n'y opère pas, et les appareils orthopédiques restent, suivant la provenance des malades, à la charge de la ville ou du département.

Depuis sa fondation, c'est-à-dire depuis 1880, le sanatorium de Fort-Thaon n'a eu à subir aucune épidémie autre que quelques cas de grippe ou de rougeole; il n'y a eu que deux décès.

Les jeunes malades y sont soignés par les Sœurs de bienfaisance, et le service médical y est assuré par notre distingué confrère, M. le docteur Fighiera, de Nice.

*
* *

Tels sont les moyens de lutte contre la scrofulose qui existent actuellement sur la Côte d'azur; nous constatons avec peine qu'ils ont tous eu l'initiative privée comme point de départ et que la société n'a fait aucun effort collectif pour se défendre contre cette maladie. Ce Congrès, espérons-le, hâtera la solution de cette question dans le sens que nous désirons; il faudra dépenser certainement beaucoup d'argent, mais on pourrait, en attendant, secourir les indigents en organisant, pour ceux qui débutent dans la maladie scrofuleuse, des campements d'été, situés sur des plages à proximité des grands centres de population. Suivons en cela le bon exemple donné jadis par Barellaï.

Que d'existences précieuses l'on sauverait ainsi, et combien de dépenses la société s'éviterait plus tard! Car ce n'est pas le monument qui prévient ou qui guérit la scrofulose : ce sont la *bonne nourriture, la chaude lumière du soleil et la vie en plein air, sur les bords de la mer.*

UNE INSTITUTION MODÈLE

D'HYGIÈNE SOCIALE

L'ŒUVRE DE VILLEPINTE

par L. FIEDLER

Extrait du CORRESPONDANT *du 10 janvier 1904.*

La défense contre les ravages de la tuberculose provoque des manifestations générales, d'ordres fort différents il est vrai, et soulève des polémiques qui font se diviser en de véritables camps adverses les champions réunis pour la même cause. Aussi y a-t-il un véritable intérêt à étudier les théories actuelles préconisant les unes les moyens prophylactiques, les autres le traitement curatif, ou les deux réunis, si l'on veut enfin se défendre contre cette peste moderne, qui fauche dans ses forces vives la population française.

La tuberculose, tout le monde le sait, est une maladie issue de la misère physiologique et morale ; c'est le tribut payé par les excès, quels qu'ils soient, et comme la rançon d'une civilisation avancée. Il faut donc la combattre par des mesures d'*hygiène sociale*.

Or, l'hygiène sociale, avec ses éléments si dissemblables et si divers, constitue bien l'un des problèmes les plus complexes de notre époque, problème auquel philosophes et économistes, savants et législateurs, depuis de longues années déjà, cherchent des solutions sans avoir encore pu en coordonner les termes.

Toutefois, les incessantes découvertes de la science microbienne et leurs conséquences pratiques ont conduit à de si notables progrès pour diagnostiquer la phtisie et en procurer la guérison, que la curabilité par le séjour sanatorial peut à présent hautement s'affirmer.

Les nombreuses statistiques allemandes périodiquement publiées par les offices impériaux de l'hygiène publique et des assurances ouvrières témoignent de son incontestable efficacité. Elle a été mise en lumière par le congrès de Londres et par la première conférence internationale de Berlin. Et c'est toujours de l'autre côté du Rhin que nos médecins hygiénistes et philanthropes tournent maintenant les yeux chaque fois que l'on envisage la question sanatoriale et l'armement antituberculeux, tel qu'ils désireraient le voir fonctionner en France. Cet armement bien complet répond effectivement aux desiderata des partis les plus divisés par leurs opinions, avec ses maisons ouvrières, restaurants ouvriers, assurances contre la maladie, dispensaires, sanatoria de convalescence, sanatoria pour poitrinaires du premier degré et asiles pour incurables.

Tandis que l'Allemagne organisait un arsenal de défense d'après un plan de campagne nettement déterminé contre cet ennemi commun qui, chez elle comme chez nous, guette ses blessés et ses victimes parmi les plus pauvres, nous nous sommes contentés en France d'essayer contre lui de rares escarmouches, trop souvent demeurées sans suite. Seule, l'œuvre française de Villepinte, véritable avant-garde de l'intelligente charité, avait devancé l'initiative d'outre-Rhin.

Dès 1864, indiquant le chemin à suivre, Villepinte créait successivement: la maison ouvrière avec ses restaurants, le secours mutuel, la maison de convalescence, le sanatorium, l'hôpital pour tous les degrés de la phtisie, ce groupe d'institutions si complètes d'assistance à l'enfant et à la femme ouvrière, bien portants et anémiques, poitrinaires et convalescents.

Si cet ensemble d'œuvres répond pleinement aux données scientifiques d'hygiène sociale et de traitement curatif pour guérir et combattre la phtisie, il ne satisfait pas moins aux

besoins matériels et moraux de cette partie intéressante de la
population de nos grandes villes.

Les remarquables travaux du comte d'Haussonville, de
MM. Charles Benoit, Jules Simon, Georges Picot, sur la
misère et le salaire des femmes, la vie de privations et
d'usantes luttes de celles qui travaillent, révèlent et font tou-
cher du doigt les plaies qui rongent nos classes laborieuses.

Découvrant avec de réels accents de vérité et de précision
les souffrances des ouvrières et des employées, ils nous les
montrent logées dans d'obscurs taudis malsains, sans air et
surhabités, harcelées par l'heure et l'ouvrage, n'ayant ni
moyens, ni loisir de songer à leur maigre pitance. Détaillant
le modique budget qui parfois doit suffire à toute une famille,
ils les dépeignent attelées à leur rude labeur, toujours plus
pâles, plus anémiées, plus épuisées par les privations et la
fatigue, jusqu'à ce que, succombant à la peine et marquées
par la tuberculose, cette maladie du pauvre, toussant et cra-
chant leurs poumons, secouées par des spasmes affreux et
manquant de tout, elles râlent sur un triste grabat en attendant le dernier délai où on les portera à l'hôpital. Hélas ! ce
ne sera pas sans avoir essaimé autour d'elles les microbes
nocifs dont l'entourage atteint successivement deviendra
bientôt la victime.

Les souffrances morales ne leur cèdent en rien. Et chez
combien ne suscitent-elles pas les plus désespérantes idées ?
Aux instants de découragement, les pauvres abandonnées
n'iront-elles pas demander aux plaisirs les plus malsains
quelques minutes d'oubli pour glisser fatalement au précipice
final ? La réponse est dans les tables de la mortalité par
tuberculose, où le quantum dû au vice et à l'immoralité
démontre ce que j'indique ici.

Cependant, avant cette date de 1864, personne encore ne
s'était ému du sort de ces innombrables jeunes filles exposées
à tous les périls de l'isolement dans les circonstances de plus
en plus pénibles que crée l'existence moderne. C'est à cette
époque que les religieuses de Marie-Auxiliatrice songèrent à
leur venir en aide, et la clairvoyante et grande pensée qui,

dès le début, anima les instigatrices de l'œuvre, fut précisément la protection de l'ouvrière, au moment où elle lui est le
plus nécessaire, alors qu'obligée de quitter le foyer paternel
pour chercher au loin des moyens de subsistance, l'adoles-
cente se trouve, seule et inexpérimentée, aux prises avec les
dangers et les difficultés de la vie. Elles lui offrent en toutes
circonstances, en santé ou en maladie, en temps de travail et
pendant le chômage, l'appui, le conseil, le secours matériel ou
moral qu'elle ne peut attendre de la famille absente.

De leur pensée initiale, de l'étude des différents besoins de
la jeune fille ouvrière sont nées, l'une de l'autre, plusieurs
institutions dissemblables en apparence, mais cependant unies
par un lien très réel, concourant toutes au même but et répondant à un véritable *besoin social*.

Les maisons ouvrières, le secours mutuel, le dispensaire,
la maison de convalescence de Champrosay, *œuvres préven-
tives* ; le sanatorium Alice-Fagniez, à Hyères, pour les
poitrines légèrement atteintes, et le sanatorium-hôpital pour
phtisiques à tous les degrés, où sont traités femmes et enfants,
œuvres curatives, forment ce bel ensemble de Villepinte à
opposer à l'armement antituberculeux allemand.

Pour les jeunes enfants comme pour les jeunes filles, Villepinte a, des premières, jugé de l'importance des soins à leur
donner. S'étant attachée à les arracher aux milieux malsains
et contaminés, à arrêter la maladie, à empêcher son éclosion
en fortifiant les organismes chancelants dès l'âge le plus
tendre, à combattre l'anémie, la chlorose et la scrofule qui, si
fréquemment, prédisposent à la phtisie dans la période de
transition et de croissance, Villepinte leur avait ouvert ses
asiles réparateurs bien avant les hôpitaux marins et les institutions similaires.

Il est à peine nécessaire de signaler la portée économique
de cette assistance infantile, car nul n'ignore aujourd'hui à
quel point notre pays se dépeuple, quelles dégénérescences
augmentent le nombre des pensionnaires de nos établissements spéciaux, de quelles tares originelles sont marquées les
générations présentes et quelles conséquences, hélas ! en

ressortiront pour les femmes de l'avenir, gardiennes de la force et de la vigueur nationales. Protéger l'enfant revient à sauvegarder les destinées futures de la France.

Le caractère particulier de l'assistance qui frappe tous ceux qui étudient les questions sociales de nos voisins d'outre-Rhin se retrouve, mais affiné encore et plus touchant, dans les institutions de Villepinte. Là, la connaissance intime de la mentalité, du cœur, de l'âme et des exigences matérielles et physiques de l'ouvrière découvre des blessures et des lésions de toute nature qu'on n'aspire qu'à panser discrètement et que l'on réussit à guérir.

Les sentiments de sincère satisfaction éprouvés par docteur Gouël, médecin en chef et promoteur des sanatoria de Villepinte, lors de la première conférence internationale de la tuberculose à Berlin, sont compréhensibles quand on songe aux étapes successives de l'œuvre. Ce n'est pas sans un légitime orgueil que devant l'aréopage mondial de médecins, de philanthropes et d'économistes venus de partout, il put exposer l'organisation, le fonctionnement et les bienfaits de ce mécanisme perfectionné de défense et de lutte contre le fléau social moderne, et revendiquer une part de paternité, le droit d'aînesse et la supériorité, en dépit de l'absence d'une législation de prévoyance et d'assistance antituberculeuse, absence qui oblige de demander aux efforts individuels tous les subsides nécessaires à sa marche et à son entretien.

L'histoire de la genèse et du développement de l'œuvre Villepinte, mieux que tout, montrera les progrès et la valeur sanitaire et sociale des bienfaits qu'elle répand dans une atmosphère de morale et de paix.

Ses maisons ouvrières sont les plus anciennes en date ; le programme de leurs visées en montrera le rôle préventif: fournir un toit hygiénique et familial, une nourriture saine et abondante, assurer une vie régulière et donner le contentement moral. Car si le vieil adage « sain de corps, sain d'esprit » est toujours vrai, l'inverse ne l'est-il pas tout autant? Et ne savons-nous pas que la satisfaction morale constitue l'un des meilleurs adjuvants de l'hygiène générale ?

Quel plus probant témoignage pourrait d'ailleurs être invo-
qué que celui des statistiques établissant que, dans les ateliers
où elles sont occupées, ce sont les pensionnaires de ces maisons qui paient à la maladie le tribut le moins considérable.

L'idée générale de préservation qui inspira la création de
ces demeures hospitalières, avec leurs restaurants, devait iné-
vitablement conduire à précautionner l'ouvrière contre les
coups du sort ou contre les conséquences ordinaires et natu-
relles de l'usure de la vie, le chômage et les maladies.

Alors que, depuis vingt ans déjà, les lois de prévoyance en
vigueur dans toute l'Allemagne y ont diminué le paupérisme
et amélioré l'état sanitaire, nous en sommes encore en France
à déposer sur les bureaux des Chambres des projets d'assurance sociale qui sommeillent ensuite dans les cartons. A défaut d'assurance devrait-on au moins faire usage du secours
mutuel? Diverses méthodes de mutualité encombrent bien les
colonnes de nos journaux sans que, pour cela, leur fonctionnement s'en généralise davantage.

Or, il y a déjà vingt-huit ans que les caisses de secours mutuel de l'œuvre, faisant bénéficier leurs membres, ouvrières et
employées, de nombreux avantages ont, ici, comme en tout le
reste, marché à l'avant-garde de la défense contre la maladie.

Leur constitution légale, qui remonte à 1875, montre par la
date de son extrait de naissance que l'œuvre, à son aurore,
avait conscience de sa raison d'être et de sa mission toute ma-
ternelle.

Ces caisses contre la maladie découvrirent de bonne heure
une lacune à combler dont nul encore ne s'était douté : l'assistance aux tuberculeux.

Les statuts de secours mutuel, comme le font ceux de toutes
les sociétés analogues, écartant tous les sujets atteints de maladies
chroniques ou contagieuses, motivèrent tant d'exclusions cau-
sées par la phtisie, que les religieuses de Marie-Auxiliatrice
s'en émurent. Personne, auparavant, n'avait songé à l'infor-
tune des pauvres poitrinaires, personne n'avait supputé le
nombre de ces malheureuses.

Refusées dans les hôpitaux parce qu'elles occupaient des lits d'autres malades guérissables, elles s'en allaient semant la contagion dans leurs familles et dans tout leur entourage, continuant, non sans un péril certain pour tous, leur vie de souffrance et de misère, jusqu'au jour où finissait enfin leur lente agonie. Il y a vingt-cinq ans, en France, qui s'occupait de mesurer l'étendue de ce péril? De la même façon qu'en Allemagne, il y a quinze ans environ, les statistiques de l'office impérial des assurances ouvrières contre l'invalidité ont montré le chiffre considérable des tuberculeux qui venaient augmenter les charges des caisses régionales, de même, précédant l'Allemagne de douze ans, l'œuvre de Marie-Auxiliatrice prenait toutes les mesures nécessaires pour assister cette partie si intéressante de la population que ses caisses de secours mutuel avaient dénombrée et sélectionnée.

Ce sélectionnement s'opère, à Paris, au dispensaire, qui fut créé en 1875, en même temps que le Secours Mutuel. Les docteurs Gouël et Cadier en ont été les initiateurs. Complément indispensable de cette assistance généreuse, le dispensaire permet de classer les différents stades de tuberculose pour assigner la salle de l'hôpital ou le sanatorium de l'œuvre qui leur convient et d'offrir aux malades qui ne peuvent y être reçues les consultations et remèdes gratuits. Les consultants se pressant toujours plus nombreux à cette heure, sont plus de 180 par semaine à recevoir ses bienfaits.

Si, à la suite du Congrès international de la tuberculose en 1889, et en présence d'un danger toujours croissant, des organismes importants d'assistance aux tuberculeux ont surgi comme par enchantement sur tous les points du territoire germanique, déjà en 1877 les cris d'angoisse de tant de jeunes ouvrières avaient inspiré en France cette œuvre populaire d'assistance pour les jeunes filles et enfants phtisiques. Comprenant la nécessité de les soigner dans des hôpitaux spéciaux où l'on peut leur faire suivre un traitement hygiénique et médical, elle avait demandé à la médecine ses lumières. C'est donc de cette consultation de la science et de la charité que naquit l'hôpital de Villepinte.

Le premier en date, longtemps il resta en France le seul qui fût destiné exclusivement aux poitrinaires. Il est encore unique en ce sens que, divisé en sanatorium et hôpital, il ouvre ses portes aux trois stades de la maladie, tout en les séparant entièrement dans des bâtiments et services particuliers à chacun d'eux.

Il eut son très modeste commencement à Livry, en Seine-et-Oise, aux portes de la capitale, où, dans quelques pavillons en location, on recevait et soignait les jeunes filles poitrinaires que désignait à sa charité le dispensaire de ses maisons ouvrières. Mais la phtisie est si fréquente parmi cette jeune population que Livry fut bientôt reconnu insuffisant.

C'est alors qu'en 1881 l'œuvre s'établit à Villepinte, près Sevran, à 18 kilomètres de Paris, dans l'ancien château du bourg, qu'environne un parc de 11 hectares.

Situé au milieu d'une plaine salubre, à la limite d'un village agricole, loin de toute usine et de toute cause de viciation de l'air, son emplacement remplit toutes les conditions requises pour l'hygiène des sanatoria. Sur une pelouse bien ensoleillée se détachent de grands bosquets et des allées de hauts sapins. Un rideau d'arbres entoure la propriété. Modérant l'action des vents, il prévient les trop fortes variations de température, précieux avantage pour les malades dont le meilleur traitement est encore le séjour en plein air.

Le choix de cette propriété fut particulièrement favorable à l'œuvre et à son rapide accroissement. L'ancien château aménagé pour quarante malades ne tarda pas à être trop étroit. Peu à peu de nouvelles constructions venant remplacer et augmenter les anciennes ont fait de Villepinte l'établissement de France aujourd'hui le plus considérable. Chacune d'elles portant l'empreinte des progrès de l'hygiène du jour, l'ensemble en indique la marche.

A l'aspect de tous ces bâtiments qui n'hospitalisent pas moins de trois cents malades, on se demande comment la charité privée a pu suffire pour assurer les ressources nécessaires à la continuation de cette œuvre si éminemment prophylactique et curative.

A cette heure, il est un fait certain que guérir ne suffit

point pour empêcher les ravages toujours plus grands du fléau et pour lutter avec avantage contre lui. Mais, quand au début de l'œuvre, la vue de tant de malades gravement atteintes hospitalisées à Villepinte fit reprocher aux religieuses d'employer pour les inguérissables les ressources de la charité, on les engagea fortement à en refuser l'admission afin de les consacrer uniquement aux premiers degrés. Ce conseil, heureusement, ne fut pas suivi. Le motif, tant d'années plus tard M. Brunetière dans ces lignes magistrales en écrivait la raison : « Loin de nous l'intérêt social ou de quelque autre nom qu'on le nomme, si jamais on pouvait nous faire croire qu'il nous dispensât du devoir social et de la charité. Et quand la science ne serait pas venue nous prouver combien elle était intéressée à voir hospitaliser les grandes malades, n'aurait-il pas fallu encore leur donner un lit pour y mourir doucement? C'est le moins que doive la civilisation à ses victimes, la société à ses incurables, l'humanité à des êtres humains. »

Guérir autant qu'on peut, soulager souvent, consoler toujours, avait été la charitable devise de Villepinte à son berceau.

A ces considérations d'un ordre moral si élevé s'en adjoignent maintenant d'autres, dont la valeur scientifique est plus nouvelle. Et il importe d'hospitaliser les phtisiques à guérison incertaine ou impossible aussi bien que les tuberculeux curables.

La compréhension du péril que font courir les poitrinaires avancés, en toussant, expectorant, voire même en respirant, ne remonte pas très loin dans l'histoire de la tuberculose. Nul n'ignore cependant que les millions de microbes ainsi répandus dans l'air ambiant, s'introduisant ensuite dans les poumons sains des personnes vivant auprès des phtisiques, s'y développent du moment qu'ils trouvent un terrain propice (1).

_____

(1) « On naît tuberculisable, non pas tuberculeux... Pour la préservation de la terrible maladie, on s'occupera beaucoup plus du terrain tuberculeux que du tubercule lui-même. » (Dr Huchard, de l'Académie de médecine, médecin de l'hôpital Necker). *Journal des Praticiens*, **21** novembre 1903.

Mais leur danger n'est prouvé que depuis la découverte du bacille de Koch.

C'est la fréquente constatation de ce redoutable danger de contagion qui a récemment conduit l'Allemagne à décider la création d'asiles pour incurables. L'initiative devait en revenir aux institutions d'assurance contre l'invalidité. Car, dans ce pays où la lutte contre la tuberculose est une question économique bien plus qu'humanitaire, l'assurance a été fatalement amenée à essayer de diminuer le chiffre d'incapacités de travail pour augmenter le rendement social. Depuis un an à peine ces asiles, en nombre fort restreint, isolant de leurs familles les ouvriers phtisiques incurables, indiquent une nouvelle solution pour le problème antituberculeux.

Alors que les sanatoria populaires allemands s'ouvrent seulement aux poitrinaires du premier degré sans les garder plus de trois mois, que les asiles nouveaux de l'invalidité ne peuvent encore s'ouvrir qu'assez rarement aux incurables, aucun système particulier n'existe pour les malades des autres degrés.

Ce sont justement ces remarques — énoncées en avril de l'année dernière par le secrétaire général de l'empire, le comte de Posadowsky-Wehner, lors du congrès annuel du comité central allemand de lutte contre la tuberculose, — qui sanctionnent la réelle supériorité de l'arsenal complet de défense antituberculeuse de notre œuvre française.

Sa particularité réside effectivement et surtout en ce que, *pour chaque catégorie de phtisiques s'ouvre un asile correspondant, et cela pour tout le temps du traitement sans en limiter en quoi que ce soit la durée.*

Bien avant que la science n'ait dicté ses lois, la charité avait déjà deviné le rôle à attribuer à Villepinte. Aidée dans ses aspirations par des médecins distingués, elle sut prévenir l'extension du mal. Tandis que personne ne songeait à formuler la nécessité absolue de la distinction des degrés de la maladie dans des locaux affectés aux poitrinaires, Villepinte les avait séparés. En outre, et à un double point de vue, elle éloignait les enfants de dix à seize ans des adolescentes et donnait même aux plus jeunes un pavillon spécial. Un quartier pour

l'isolement des affections contagieuses se déclarant au cours
du séjour montre que rien n'a été omis ou négligé.

Se détachant nettement des autres bâtiments, adossée à un
rempart d'arbres résineux et en face d'une grande pelouse par-
semée de bouquets d'arbres, une cure d'air bien exposée, avec
ses chaises longues munies de coussins et de couvertures
chaudes, invite les malades du premier degré à y humer l'air
pur à l'abri, pendant les heures de la journée que le traitement
sanatorial réserve au repos. Un lavabo à l'une de ses extrémités, une tisanerie de l'autre, apportent d'heureuses innovations pour la commodité pratique de ce genre de construction
dont l'Allemagne a été la patrie et qui depuis peu est introduit
chez nous.

Attenant à l'un des services, un grand jardin d'hiver de
près de 700 mètres carrés, planté d'arbustes à essences vivi-
fiantes, d'eucalyptus et de robustes palmiers, donne l'illusion
du Midi. Là aussi se rendent les tuberculeuses du premier
degré seulement, dans cette atmosphère constamment réglée,
lorsque au dehors le ciel n'est pas clément.

La cure d'air et le jardin d'hiver permettent de combiner
ainsi un traitement rationnel répondant pleinement aux découvertes et aux expériences de la médecine moderne, aujourd'hui
qu'on a fait du régime et de l'hygiène toute la base de l'intervention médicale dans la tuberculose.

Quant aux divers pavillons, qui se ressemblent à peu près
dans leur ensemble, ils ne diffèrent réellement que par l'amé-
nagement nécessaire à celles qu'ils abritent.

La lingerie, l'établissement de bains, de douches, la salle
d'inhalations, le laboratoire, la pharmacie, les annexes du
service de désinfection, de la cuisine, de la buanderie, sont
les compléments indispensables à toute institution de ce genre.

De vastes dortoirs bien ensoleillés s'éclairent par de larges et
hautes fenêtres; leurs vasistas percés de tubulures activent la
ventilation à laquelle contribuent d'ailleurs les calorifères à eau
chaude qui chauffent tous les pavillons. Le chêne ciré des
parquets reluit certes autant que les murs soigneusement peints.
C'est dès l'année 1883 qu'un vernissage à l'huile ayant rem-

placé les tapisseries des salles du château, l'on commença aussitôt à laver les murailles au sublimé, les machines de désinfection étant encore inconnues à cette époque. Aujourd'hui desinfection et lavages s'emploient suivant les cas. Des lavabos accompagnent chaque dortoir ; ceux-ci alternent avec de familiales salles de jour. Ces sortes de vérandas toutes vitrées, installées pour les malades des derniers degrés, ont comme la cure d'air de bonnes chaises longues incitant à venir douillettement s'y reposer. Ces pièces saines et gaies, ne donnant en rien l'impression de l'hôpital, influent favorablement sur le moral de leurs habitantes. Des plus simples cependant, c'est une propreté des plus minutieuses dans les moindres détails et une asepsie rigoureuse qui, à vrai dire, là comme partout, sont le grand et seul luxe de l'établissement. Les vêtements des pensionnaires, renfermés dans les vestiaires du sous-sol, s'y désinfectent à leur arrivée ainsi qu'au départ. Quant aux locaux, leur désinfection opérée chaque nuit pour les salles de jour et chaque jour pour les dortoirs, assainit si bien l'air qu'on y respire que, des infirmières de Villepinte, dont une partie pourtant est en fonctions depuis sa création, aucune n'a dû payer par la mort son tribut à la phtisie. Même plusieurs d'entre elles, entrées comme malades, ensuite guéries, ayant en reconnaissance demandé à dévouer le reste de leur existence aux soins de leurs compagnes, forment de ce chef un corps d'élite d'infirmières qui, d'une manière désintéressée, fidèlement, aident les religieuses dans leur si lourde mission. Si les infirmières sont sous la direction des religieuses, celles-ci, à leur tour, savent seconder leurs médecins.

Depuis vingt-cinq ans déjà, le docteur Lefèvre est attaché à Villepinte. La mention des chiffres élevés et progressifs des guérisons que consignent des rapports annuels doit bien être pour lui la meilleure et la plus encourageante des récompenses.

Comme la phtisie est la conséquence de la misère physiologique et qu'il faut surtout lutter contre l'anémie et la faiblesse acquises pour dominer ce mal amené lentement par des années de travail, de fatigue, d'excès, de pauvreté, on n'a ni le temps, ni le droit d'être parcimonieux, sous peine de laisser la misère reprendre sa proie avant que la force de résister ait été rendue. La phtisique mange souvent plus qu'une personne en santé. Il faut la suralimenter. Aussi, à côté de la pharmacie assez coûteuse pour les degrés avancés, les dépenses de la table sont fort lourdes et constituent l'un des chapitres du budget de Villepinte sur lequel on ne peut jamais songer à pratiquer quelques économies.

Les joues redevenant roses et l'augmentation de poids enregistrée par des pesées régulières, témoignent du reste bientôt de l'efficacité de ces soins, qu'une minutieuse réglementation de la journée permet d'ordonnancer et de contrôler.

Mais toutes les joues ne se colorent pas, et d'avance on sait certes bien, en les admettant, quelles sont celles des malades qui ne trouveront pas la guérison. Est-il cependant un service social plus grand qu'empêcher d'exposer les membres d'une famille, les habitants de toute une maison à la contagion tuberculeuse par l'admission de poitrinaires condamnées? Est-il pour la charité un devoir plus chrétien que d'assurer un lit, des soins tendres et dévoués à des malheureuses trop souvent destinées à mourir sans secours? C'est bien dans le pavillon des grandes malades, là où s'éteignent celles pour lesquelles le ciel s'entr'ouvrira un jour prochain, que sur leur figure émaciée se devine le baume réparateur qu'on répand dans leur âme. Le calme serein que reflète leur regard prouve la paix qu'elles ont gagnée dans cet asile de la douleur et les horizons consolants qu'elles ont entrevus. Ce calme se retrouve dans l'expression du visage de celles qui, mortes, ont l'air de sourire à la vision de l'au-delà.

Adoucir la souffrance, préparer à la mort, garantir la famille de la contagion, l'affranchir des soucis écrasants que lui occasionneraient les frais de maladie à domicile, la sauver fréquemment de la ruine et de la misère, tels sont les bienfaits de cette hospitalisation des grandes malades.

Pour les malades guérissables, ils ne sont pas moindres. Il y a un traitement moral des maladies physiques. S'il ne convient pas à toutes, il s'adapte merveilleusement à ces longues maladies dont la marche insidieuse et lente ne saurait être déjouée sans quelque effort de la volonté. Et comment l'éducation hygiénique et morale des jeunes filles et des enfants traitées à Villepinte n'aurait-elle pas toujours porté ses fruits de régénération ? N'est-ce pas précisément le savant docteur Landouzy qui, lors d'une de ses dernières conférences à la Sorbonne, disait que les principes de religion et de morale constituent l'un des meilleurs moyens de lutte contre la tuberculose ? Ils sont évidemment des corollaires importants, et joints aux soins physiques et médicaux, ils contribuent à faire l'éducation des jeunes sujets. Petites âmes obscures affranchies de l'ignorance, consolées de n'avoir éprouvé qu'amertume et dureté en un monde qu'elles sont encore incapables de comprendre, guéries et éduquées, mettant après leur retour au logis leurs nouvelles habitudes en pratique et, par leur exemple, initiant leur entourage, elles entrent aussi en lice contre l'ennemi commun et viennent grossir l'armée des combattants pour la bonne cause.

Soigner, guérir, préserver et prévenir, sont la base fondamentale de l'hospitalisation rationnelle et méthodique de Villepinte, qui indique bien l'esprit médical et social de son œuvre humanitaire. Le traitement devant être une imitation de la marche de la maladie, et comme une contre-marche qui la tienne perpétuellement en échec, on y a toujours obéi aux indications de l'expérience. Depuis sa fondation, le succès a suivi ses efforts pour arracher des légions de jeunes filles à la mort et pour les rendre à leurs familles, à leur pays et à la société.

Triompher du redoutable fléau revient à apprendre de lui les occasions et les moyens d'en ralentir, d'en suspendre ou d'en arrêter les progrès. Aussi l'observation ayant démontré qu'il restait encore à prévenir ses ravages par un nouvel outil de défense, Villepinte décida, en 1895, la création d'un sanatorium sur la Côte d'azur, qui soit exclusivement réservé aux débutantes dans la tuberculose, et pour lesquelles la guérison est toujours certaine lorsque la cure intervient à ce moment-là. On envoie au sanatorium Alice-Fagniez des enfants et des jeunes filles rigoureusement sélectionnées, dont la fonte pulmonaire n'est pas commencée, et qui par conséquent n'expirent point de bacilles.

Tant pour le climat que pour l'exposition, le sanatorium Alice-Fagniez se trouve dans les meilleures conditions. Situé dans une riante vallée du territoire d'Hyères, il s'élève au milieu des fleurs et des palmiers. Complètement isolé, soit par des chemins, soit par un ravin, son jardin l'entoure. Des constructions nouvelles, à la suite des anciens bâtiments de la coquette villa, ont été soigneusement ménagées par le docteur Vidal, qui en a tracé les plans et surveillé l'exécution.

Ce sanatorium comprend actuellement toutes es divisions afférentes à ce genre d'établissement, et qu'une galerie de 50 mètres de long sur 5 mètres de profondeur rend encore plus hygiéniques. De larges baies la font communiquer avec les dortoirs, et cette ingénieuse disposition assure à chaque malade pendant son sommeil une provision de 80 mètres cubes d'air pur constamment renouvelé. Les parois de toutes les murailles sont stuquées, les angles parfaitement arrondis, les parquets paraffinés et les drainages munis de doubles siphons. Un petit pavillon d'isolement, inutilisé jusqu'à présent, s'élève à l'écart des autres bâtiments.

Tel qu'il est aujourd'hui, le sanatorium Alice-Fagniez abrite quarante personnes. Il est ouvert du mois d'octobre au mois de juillet, sous l'habile direction médicale du docteur Vidal. Le traitement est basé sur une excellente nourriture, sur un assainissement quotidien des locaux et surtout sur la vie au grand air. La clémence de la température permettant de laisser les malades travailler ou jouer dans les jardins, la journée s'y passe fort gaiement, coupée par des travaux d'horticulture.

Respirer l'air marin mitigé par les émanations résineuses et jouir de toutes les splendeurs de la nature, ces avantages dont savent profiter les malades fortunés qui prennent le chemin de la Rivière, sont ainsi offerts aux jeunes filles pauvres qui viennent là trouver la guérison.

Cependant la vie au grand air, la bonne nourriture, un cli-

mat chaudement lumineux et quelques médicaments ne suffi-
raient pas pour l'obtenir si, comme dans le reste de l'œuvre,
des soins dévoués ne les accompagnaient.

Guérir le mal en guérissant des conditions qui l'ont engen-
dré, agir pour les malades dont on désespère comme pour les
moins atteintes, attaquer la tuberculose à tous les degrés, la
poursuivre sous toutes ses formes, la vaincre enfin ou l'anéan-
tir dans son germe, tout cela devait, — l'œuvre restant fidèle
à ses visées, — conduire naturellement Villepinte à s'opposer
à la naissance du redoutable ennemi. Aussi, pour assainir les
terrains favorables à son éclosion, fonda-t-elle un sanatorium
de convalescence pour jeunes filles et enfants anémiques. Les
sanatoria de convalescence peuvent, à bon droit, être considérés comme l'un des meilleurs moyens pour combattre la
tuberculose, car ils fortifient les santés ébranlées, par un traitement dont l'air pur et le repos à l'abri de toute préoccupation sont les plus efficaces remèdes.

L'assistance aux convalescents est malheureusement peu
répandue en France, où, à l'encontre de l'Allemagne, elle ne
s'est pas généralisée.

Pourtant bien avant l'Allemagne, dès 1628, sur notre terre
aux idées généreuses, fut érigée la plus ancienne des maisons
de convalescence du monde entier. Mazarin, un des chauds
partisans de ce mode de secours, fit ensuite bâtir l'Hôtel-Dieu,
en 1640, destiné aux femmes relevant de maladie, et au
xviiie siècle les hôpitaux de notre capitale avaient tous leurs
salles pour convalescents. Actuellement, il n'en est, hélas!
plus de même. On donne aux malades sérieusement atteints,
à l'hôpital ou à domicile, les soins d'urgence, mais sans les
protéger au delà de la guérison stricte, prise dans le sens
étroit du mot. A part les asiles de convalescence de Vincennes
et du Vésinet et les asiles municipaux de Paris, il n'existe que
les rares établissements fondés par des associations religieuses
et charitables, impuissantes à répondre aux besoins de l'heure
présente.

Ces besoins, Villepinte les a si bien compris que, déjà en

1885, elle établissait une maison de convalescence à Saint-Germain, qu'elle transféra ensuite, en 1894, à Champrosay. Là, un sanatorium de 120 lits est ouvert durant toute l'année pour celles qui, venant s'y faire soigner, sont sûres d'y trouver la force et la santé.

Enserré dans un vaste parc adossé à la forêt de Sénart et séparé par une large route du ruban d'argent que dessine la Seine au pied du domaine, se dresse, calme et paisible, l'asile de convalescence de Champrosay.

Ses pavillons et ses kiosques sont disséminés au milieu de pelouses vertes, dans la forêt ombreuse, ou à côté des taillis épais que le soleil caresse de ses plus doux rayons. Là, en trois escouades distinctes, s'abritent petits enfants, grandes fillettes et jeunes filles, les jours où le ciel moins généreux les force, par le vent ou la pluie, à y chercher un gîte qui, tout en les protégeant, leur permet pourtant de jouir de la belle nature et de respirer l'air à pleins poumons. De beaux arbres, de séculaires sapins, formant de longues et nombreuses allées, y fortifient par leurs émanations balsamiques les santés chancelantes qui, peu à peu ressaisies par la jeunesse et la vie, se raniment dans cette pure atmosphère comme les plantes sous les yeux des pensionnaires.

Dans de récentes constructions attenantes à l'établissement primitif, de vastes dortoirs, par leurs dispositions nouvelles, montrent, en d'heureuses innovations, l'application rationnelle de tout ce que, de nos jours, la science recommande. Sur les deux côtés et dans la longueur entière, se trouvent disposées deux séries de chambrettes, ayant chacune une grande fenêtre, et que sépare un large couloir central. Ce couloir augmente encore l'aération, d'autant plus aisée que les portes remplacées par de blancs rideaux, tout en donnant aux habitantes l'agrément de se sentir bien chez elles, n'empêchent pas le courant d'air de s'établir au moyen des fenêtres qui s'ouvrent en face les unes des autres.

Avec ses dortoirs spéciaux à chaque âge, ses chambres à un ou trois lits, ses réfectoires, ses spacieuses salles de jour et de récréation, ses larges galeries de cure avec des baies immenses ouvertes sur le parc, son établissement de douches et de bains, et toutes les dépendances pour les divers services, le sanatorium de Champrosay donne aux pauvres enfants ce remède du grand air avec une hospitalisation admirablement comprise à tous les points de vue.

Une nourriture fortifiante aidant, active le traitement dont, comme à Villepinte et à Hyères, la durée n'est subordonnée qu'à l'état de santé des convalescentes, placées sous la surveillance du docteur Daucourt chargé du service médical.

Il y a évidemment intérêt général à procurer la guérison complète et complémentaire des malades. Cette conclusion, que la charité française préconise depuis des siècles, n'a été tirée en Allemagne qu'à la suite de l'étude des problèmes sociaux. Là, comme la santé est le capital du travailleur et que sans elle, ruiné, il tombe à la charge du pays, il y a tout avantage à la lui faire recouvrer.

L'Assistance légale aux convalescents, en Allemagne, par la précision de ses obligations, montre que la question économique y a été visée autant et plus que la question humanitaire ; elle est certainement une des heureuses conséquences indirectes de ses institutions d'assurance. Et c'est par l'ample interprétation de ses lois de protection ouvrière que l'Allemagne institua l'assistance à ses convalescents comme l'assistance à ses malades. Ceux qui paraissent devoir en bénéficier en première ligne sont les anémiés, les chlorotiques, les femmes, les jeunes filles, en un mot les candidats à la tuberculose. C'est bien eux aussi que l'on soigne avec le plus de sollicitude.

Si c'est par « intérêt social » que l'on y prodigue les soins aux phtisiques et aux convalescents, serait-il permis de paraître distinguer ou séparer la charité chrétienne d'avec l'intérêt social, tandis qu'à vrai dire ils ne font qu'un, ou plutôt et mieux encore, on ne voit pas ce qu'il adviendrait de l'intérêt social si la charité chrétienne cessait un jour d'en être le principe, l'inspiratrice et la règle. C'est précisément cet esprit de charité qui anime l'œuvre de Villepinte.

« Mais la charité ne consiste pas uniquement dans le vif et

soudain élan du cœur vers la souffrance et la misère humaine.
C'est une sollicitation perpétuelle à sortir de nous-mêmes pour
aller aux autres ; c'est une disposition active et bienfaisante ;
c'est un besoin de nous donner à nos semblables. La charité,
c'est l'hommage de la richesse à la pauvreté, de la science à
l'ignorance, de la force à la faiblesse, du plaisir à la douleur,
des heureux de ce monde à la souffrance humaine. » Ne nous
lassons donc pas de la pratiquer.

Aimons et soutenons notre œuvre française, aimons-la par
nos fibres patriotiques et comme un monument de la charité
de nos pères. Soutenons-la parce que la science et le dévouement de nos médecins attendent de nous plus que l'admiration
passagère. Aimons-la à cause des prodigieux efforts qu'elle a
coûtés. Aimons-la surtout parce qu'elle a sauvé bien des existences, adouci bien des douleurs, calmé bien des agonies.
Entendons la voix de ces jeunes filles qui, portant déjà les
stigmates de leur fin prochaine, nous demandent quelques
jours de paix et un lit pour mourir. Écoutons enfin ces enfants
dont le sort est suspendu à notre charité et dont, après Dieu,
nous tenons la vie entre nos mains.

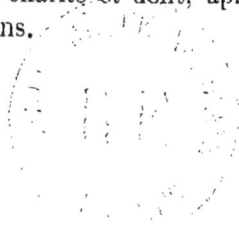

IMPRIMERIE CHAIX, RUE BERGÈRE, 20. PARIS. — 9306-3-04. — (Encre Lorilleux).

www.ingramcontent.com/pod-product-compliance
Lightning Source LLC
Chambersburg PA
CBHW050614210326
41521CB00008B/1243